Mabrouk Bahloul
Anis Chaari
Mounir Bouaziz

Les microangiopathies Thrombotiques

Mabrouk Bahloul
Anis Chaari
Mounir Bouaziz

Les microangiopathies Thrombotiques

Les microangiopathies Thrombotiques: Etude
clinique, Physiopathologie et Prise En Charge
Thérapeutique

Presses Académiques Francophones

Impressum / Mentions légales
Bibliografische Information der Deutschen Nationalbibliothek: Die Deutsche Nationalbibliothek verzeichnet diese Publikation in der Deutschen Nationalbibliografie; detaillierte bibliografische Daten sind im Internet über http://dnb.d-nb.de abrufbar.

Information bibliographique publiée par la Deutsche Nationalbibliothek: La Deutsche Nationalbibliothek inscrit cette publication à la Deutsche Nationalbibliografie; des données bibliographiques détaillées sont disponibles sur internet à l'adresse http://dnb.d-nb.de.

Coverbild / Photo de couverture: www.ingimage.com

Verlag / Editeur:
Presses Académiques Francophones
ist ein Imprint der / est une marque déposée de
AV Akademikerverlag GmbH & Co. KG
Heinrich-Böcking-Str. 6-8, 66121 Saarbrücken, Deutschland / Allemagne
Email: info@presses-academiques.com

Herstellung: siehe letzte Seite /
Impression: voir la dernière page
ISBN: 978-3-8381-7302-3

Les microangiopathies Thrombotiques

Etude clinique, Physiopathologie et Prise En Charge Thérapeutique

Mabrouk Bahloul , Anis Chaari, Mounir Bouaziz

1. Service de Réanimation médicale. Hôpital Habib Bourguiba Route el Ain Km 1   3029 Sfax   Tunisie.

Correspondence to:

Docteur Mabrouk Bahloul.

Professeur Agrégé Service de Réanimation médicale.

Hôpital Habib Bourguiba

Route el Ain Km 1   3029 Sfax   Tunisie.

Tel: 0021698698267

Fax: 00 216 74 242 621

E-mail: bahloulmab@yahoo.fr

MOTS CLEFS : purpura thrombotique thrombopénique; microangiopathie thrombotique; syndrome hémolytique et urémique; échanges plasmatiques; facteur Von Willebrand**.**

Le terme de microangiopathie thrombotique (MAT) regroupe différentes pathologies qui se caractérisent par l'association d'une anémie hémolytique mécanique et d'une thrombopénie périphérique [1, 2, 14].

Le syndrome de MAT se définit histologiquement par la présence de thrombi au niveau des artérioles terminales et des capillaires, responsables d'une souffrance viscérale de sévérité variable. Ce syndrome peut se présenter sous l'une des deux formes suivantes: le purpura thrombotique thrombocytopénique (PTT) *[117]* et le syndrome hémolytique et urémique (SHU) *[69]*.

Le pronostic vital était autrefois rapidement mis en jeu. Cependant ces dernières années, des progrès majeurs ont été réalisés dans la compréhension des mécanismes physio pathologiques des MAT et dans la prise en charge thérapeutique, en particulier par le développement de la plasmaphérèse, ce qui a amélioré nettement le pronostic de cette pathologie.

I. HISTORIQUE

C'est en 1924 que Moschowitz a décrit le premier cas d'une maladie de survenue brutale chez une fille de 16 ans *[117]*. Le tableau associait une anémie, un purpura pétéchial, de la fièvre, des paralysies et une protéinurie. L'évolution a été fatale au bout de 13 jours. L'autopsie a révélé des thrombi hyalins dans les artérioles et les capillaires.

En 1936, quatre cas similaires ont été rapportés par George Baehr [13]. Il est le premier à suggérer le rôle de l'agrégation intra vasculaire des plaquettes dans la pathogénie de cette maladie.

En 1947, Karl Singer introduisait le terme de « purpura thrombopénique thrombocytopénique » [160]. Ce terme a été remplacé en 1952 par le terme de « microangiopathie thrombotique » proposé par Symmers [168], mais ce concept ne sera admis réellement qu'au début des années 1980.

En 1955, Grasser et coll [69] ont rapporté, pour la première fois, chez cinq enfants un syndrome associant une insuffisance rénale aiguë, une throbopénie et une anémie hémolytique avec, à l'histologie rénale, un aspect de nécrose corticale qu'ils ont dénommé le syndrome hémolytique et urémique [69]. Il a fallu attendre 1966 pour que Wadell et Metz [179], Duna et coll [53] rapportent les premiers cas de SHU chez l'adulte.

En 1983, Kermalie et coll [92] ont établi une relation entre le SHU typique du nourisson et une infection intestinale, due à un Eschérichia coli (E.Coli) producteurs de vérotoxines. Trois ans après, Spika et coll ont précisé que le sérotype d'Eschérichia coli le plus souvent isolé dans les selles des patients atteints de SHU était le 0157: H7 [163].

II. DONNEES EPIDEMIOLOGIQUES

Le PTT est une maladie rare avec une incidence annuelle estimée à 3.7 cas pour 1000000 habitants [41]. Mais cette incidence est en nette augmentation. Ceci étant expliqué par le développement des moyens diagnostiques de cette maladie. Cette pathologie survient préférentiellement chez la femme avec un sex ratio de 3.2 et une médiane d'âge de 35 ans *[94]*.

Le SHU est l'une des principales causes de l'insuffisance rénale aiguë chez l'enfant de moins de 3 ans *[103]*. Son incidence est estimée à 2.1 cas/100000 personnes /an. Un pic d'incidence à 6.1 cas /100000 personnes/an, est noté chez les enfants de moins de 5 ans. En revanche, l'incidence la plus basse (0.5 cas/100000 personnes/an) est observée chez l'adulte entre 50 et 59 ans *[166]*. Cette incidence suit parallèlement l'incidence et les variations saisonnières des infections par E.Coli, avec un pic de survenue aux mois de Juin et de Septembre *[142]*. L'exposition à ce facteur pathogène est responsable de colites hémorragiques dans 38% à 61% des cas dont 2% à 7% progressent vers le SHU *[152]*.

III. PHYSIOPATHOLOGIE: GENERALITES

Les MAT ont en commun certains mécanismes physiopathologiques en particulier l'agression de l'endothélium vasculaire qui représente un phénomène précoce dans la survenue d'un épisode de MAT *[151]*. Cette agression aboutit à une activation et/ou à une lésion des cellules endothéliales.

Cette hypothèse est étayée par le fait que les agents qui entraînent des MAT sont toxiques pour l'endothélium et que le plasma des patients atteints de PTT/SHU induit l'apoptose des cellules endothéliales humaines du rein et de la microcirculation cérébrale *[151]*.

Les facteurs déclenchants à l'origine de cette agression peuvent être multiples: infections diverses, médicaments, cancers…. Cette activation/lésion endothéliale contribue au développement d'une hyperagrégabilité plaquettaire, favorisant la formation de thrombi plaquettaires dans la microcirculation. Chez certains individus, ce phénomène survient en association à un ou plusieurs facteurs de risque, qui peuvent déterminer la spécificité du tableau clinique.

1. Purpura thrombotique thrombocytopénique (PTT)

Le PTT est une forme de MAT particulièrement grave, puisqu'elle peut s'accompagner d'une défaillance multiviscérale. Des études post-mortem chez ces patients ont révélé la présence de thrombi dans la microcirculation de la plupart des organes [136], suggérant que le PTT est une maladie multisystémique. On distingue classiquement le PTT sporadique, qui guérit définitivement, le PTT récidivant, caractérisé au contraire par des rechutes fréquentes et régulières, et le PTT intermittent, où les rechutes surviennent avec une fréquence irrégulière.

Schématiquement, quatre phases interviennent dans la survenue des lésions de MAT.

- Lésion de l'endothélium vasculaire considérée comme primum movens.
- Adhésion puis agrégation plaquettaire à l'origine de la formation de thrombi fibrino-plaquettaires.
- Diminution de l'activité fibrinolytique.
- Hémolyse et formation de schizocytes.

1.1. Rôle des infections dans le déclenchement d'un épisode de purpura thrombotique thrombocytopénique

De nombreux travaux ont rapporté une association entre la survenue d'un épisode de PTT et un processus infectieux *[7]*, suggérant que des antigènes infectieux pourraient jouer un rôle dans le déclenchement de la maladie.

Ces antigènes microbiens semblent agir en activant et/ou en endommageant les cellules endothéliales des vaisseaux, et pourraient expliquer le phénomène d'activation endothéliale observé dans le PTT *[41-91]*. Des études in vitro ont montré que des structures bactériennes comme le lipopolysaccharide (LPS) pouvaient, à elles seules, induire des lésions des cellules endothéliales *[123]*. Par ailleurs, de nombreux médiateurs de la réaction inflammatoire, libérés lors d'un épisode infectieux, peuvent agir de manière synergique avec les toxines bactériennes pour activer/léser la cellule endothéliale *[41]*. Parmi ceux-ci figurent l'interleukine 1 (IL1), l'IL6, l'interféron α et le *tumour necrosis factor* α (TNF-α).

Enfin, le ligand de Fas (Fas-L) a été retrouvé à des concentrations élevées chez les patients atteints de PTT *[41]*. Toutes ces molécules, en induisant une activation ou un stress des cellules endothéliales, entraînent la dégranulaion de ces dernières, ainsi que l'expression de molécules d'adhésion à leur surface et la production de chémokines comme l'interleukine 8 (IL8). Ces molécules favorisent l'adhésion et l'activation des polynucléaires neutrophiles, qui participent aux lésions endothéliales. En effet, une fois l'adhésion est faite, les PNN activés induisent une dégradation de la fibronectine endothéliale dont les produits de clivage sont responsables d'une dégranulation des PNN à l'origine d'une sécrétion d'élastase leucocytaire qui amplifie la destruction endothéliale *[62]*.

Les granules des cellules endothéliales activées libèrent dans le plasma différentes substances proagrégantes, comme en particulier des mégamultimères de facteur Von Willebrand (FVW), mais aussi du PAF *(platelet activating factor)*. A l'inverse, la cellule endothéliale réduit la synthèse de prostaglandine I2 (PG-I2), le plus puissant antiagrégant plaquettaire de l'organisme *[41]*.

Ces phénomènes aboutissent ainsi à un état d'hyperagrégabilité plaquettaire, qui va persister anormalement chez certains individus présentant des facteurs de prédisposition.

1.2. Rôle du déficit de la protéase ADAMTS13 dans la physiopathologie et le développement de MAT

Le facteur Von Willebrand (FVW) est une glycoprotéine multimérique qui a pour principale fonction de déclencher la formation du clou plaquettaire et de transporter le facteur VIII de la coagulation *[91]*. Après sa synthèse par les mégacaryocytes et surtout par les cellules endothéliales, le FVW est stocké dans les granules α plaquettaires et les granules endothéliales de Weibel-Palade *[19-91]*. L'unité structurelle de base du FVW est un monomère de 270 kDa. Ces monomères sont liés par des ponts disulfures pour former des mégamultimères allant de 500 à 15000 kDa *[41]*. Cette organisation en mégamultimères permet de multiplier les sites de liaison du FVW à ses différents ligands. Par conséquent, les mégamultimères de FVW sont ceux qui ont le pouvoir hémostatique le plus important *[110]*. À l'occasion d'un processus d'activation, ces cellules (plaquettaires et endothéliales) vont libérer le contenu de leurs granules dans le plasma.

Physiologiquement, les mégamultimères de FVW subissent un processus de clivage puisque seuls les multimères de bas poids moléculaire sont retrouvés dans le plasma chez le sujet sain *[41-91]*. Depuis les travaux de Moake, il est admis que le FVW a un rôle majeur dans la physiopathologie du PTT *[110]*. En effet, cet auteur a observé qu'au moment d'un épisode de PTT, le plasma des patients contenait de grandes quantités de mégamultimères de FVW. En période de rémission, les mégamultimères disparaissaient chez les patients ayant présenté un PTT sporadique. A l'inverse, chez les patients présentant un PTT récidivant, les mégamultimères persistaient pendant les périodes de rémission *[110]*. Sur la base de cette différence de profil multimérique du FVW, Moake *[110]* a soulevé l'hypothèse de l'existence d'une protéine plasmatique impliquée dans la régulation de la taille des multimères de FVW, dont le déficit transitoire ou permanent serait à l'origine d'un PTT sporadique ou récidivant, respectivement. Cette hypothèse a été confirmée en 1996, par deux équipes distinctes *[66-173]* qui ont purifié à partir du plasma humain normal une protéase (**ADAMTS13**) capable de cliver les mégamultimères, et qui se révèle indétectable dans le plasma de patients atteints de PTT. A l'inverse, l'activité de cette protéase est sensiblement normale dans la plupart des cas de SHU *[67,174]*. Cette protéase (**ADAMTS13**) clive spécifiquement les mégamultimères en multimères de bas poids moléculaire *[41]*, diminuant ainsi l'activité pro-agrégante du FVW. En effet, les mégamultimères de FVW adhèrent plus avidement que les multiméres de FVW à la GPIbα des récepteurs GpIb-IX-V plaquettaires, entraînant une adhésion plaquettaire puis une agrégation in vitro *[11]* (**Figure 11**). Ainsi le déficit en cette protéine entraîne un état d'hypercoagulabilité avec formation des microthrombi dans les artérioles et dans les capillaires, aboutissant à une atteinte multiviscérale. Cette hypothèse de déficit en protéine de clivage **ADAMTS13** est actuellement bien admise. En effet, de nombreux travaux ont rapporté que l'activité de cette protéase est inférieure à 5% dans les formes familiales ou acquises du PTT *[19-175]*. Ce déficit de protéolyse du FVW par l'ADAMTS13 peut être dû soit à un défaut de synthèse ou de sécrétion de la protéase soit à une ADAMTS13 non fonctionnelle *[96]*. Ce déficit peut être la conséquence d'une inactivation de la protéase ADAMTS13 par des anticorps circulants *[165-167-174]*. Chez l'enfant, le déficit en protéase est le plus souvent constitutionnel, et se caractérise classiquement par des rechutes à répétition (PTT récidivant) *[41-91]*.

8

1.3. Purpura thrombotique thrombocytopénique congénital

Le terme de PTT a été attribué à certaines MAT de l'enfant dans les années 1960 *[113]*. En 1960, Schulman et coll. *[156]* ont décrit le cas d'une fillette de 8 ans ayant un tableau évocateur de purpura thrombopénique idiopathique à début néonatal, amélioré par la transfusion régulière de sang total et de plasma. D'autres rares cas de PTT congénital ont été par la suite rapportés *[41]*.

Actuellement, plusieurs études *[46-155]* ont illustré la relation de cause à effet entre les mutations du gène d'ADAMTS13 et le PTT congénital (syndrome d'Upshaw-Schulman).

1.4. Rôle de la dysrégulation immunitaire

Dans la majorité des PTT de l'adulte, le déficit en ADAMTS13 est associé à un auto-anticorp inhibiteur *[64-65]*, ce qui suggère que le PTT de l'adulte représente une maladie auto-immune. De plus au cours des connectivites l'existence de multimères anormaux du FVW pourrait être la conséquence de l'action d'anticorps cytotoxiques anti- endothélium et des complexes immuns circulants *[151]*.

Différentes études ont montré que dans le PTT idiopathique acquis de l'adulte, l'activité ADAMTS13 est à peine détectable ou non détactable du tout *[65-175]*. Un auto-anticorps inhibiteur de l'ADAMTS13 du type IgG a été détecté dans 48% à 80% des cas *[177]*.

Par ailleurs, d'autres auto-anticorps ont été décrits au cours du PTT.

- Des anticorps anti-CD36 ont pu être détectés aussi chez 80 % des patients atteints de PTT *[157]*.
- Des anticorps antiplaquettes *[116]*
- Anticorps dirigés contre les cellules endothéliales *[129]*.

Toutes ces données concordent avec l'hypothèse du rôle significatif de la dysrégulation immunitaire dans le développement d'une PTT.

2. Syndrome hémolytique et urémique

Deux types de SHU peuvent être individualisés. Le SHU post diarrhéique, encore appelé SHU épidémique, se rencontre le plus souvent chez le nourrisson et le grand enfant. Le SHU survenant en dehors d'un contexte de gastro-entérite est appelé SHU atypique. La physiopathologie du SHU est fondée sur l'existence d'une coagulation intravasculaire, qui se trouve être spécifiquement localisée au niveau de la microcirculation rénale.

2.1. *Syndrome hémolytique et urémique post-diarrhéique ou épidémique*

Le SHU post-diarrhéique est déclenché par des entérobactéries sécrétrices de toxines *[122]*. Dans plus de 85 % des cas, le SHU survient après un épisode de gastroentérite secondaire à une infection à Escherichia coli (E. coli) producteurs de vérotoxines *[135]*. Le sérotype le plus fréquent est O157: H7 retrouvé dans 70% des cas, mais d'autres sérotypes sont parfois incriminés comme les sérotypes O11 ou O103 *[8]*.

Les vérotoxines ou les Shigella like toxines (SLT), du fait de leur parenté avec la toxine de Shiga (ST) produite par Shigella dysentérae type 1*[35]*, une fois libérées dans la lumière digestive, traversent la barrière digestive et se lient dans la circulation aux polynucléaires neutrophiles, qui sont ainsi responsables de la distribution de la toxine dans les différents tissus cibles *[169]*.

Le récepteur spécifique de ces exotoxines est un globotriosyl céramide (Gb3) exprimé essentiellement sur la surface des entérocytes et les membranes des cellules endothéliales, en particulier des capillaires rénaux, du colon, du pancréas et du système nerveux central, expliquant ainsi le tropisme tissulaire de ces toxines *[170]* ainsi que la localisation des lésions de MAT *[95-159]*.

Après leur liaison aux récepteurs, les toxines entrainent une cascade de réactions qui aboutissent à la mort par apoptose des cellules cibles *[41]*.

Ces toxines sont à elles seules capables d'induire des lésions endothéliales, et de favoriser la libération de cytokines, qui vont activer les cellules endothéliales, aboutissant à un tableau de SHU **(figure12/13)** *[41-91]*.

De plus, ces cytokines augmentent la régulation de l'expression des globotriaosylcéramide, des cellules endothéliales et stimulent la liaison de Shiga toxine 1, cette dernière initie les cellules endothéliales à secréter les mégamultimères de facteur de Von Willebrand *[41-91]*.

A coté du déséquilibre en faveur des activités prothrombotiques donc proagrégante des cellules endothéliales lésées, tous ces événements pourraient, au moins en partie, expliquer la formation de microthrombi plaquettaires riches en fibrine dans les capillaires rénaux, responsables

11

d'une insuffisance rénale aiguë. Par ailleurs, la toxine semble également capable d'activer les plaquettes et les polynucléaires *[41]*, favorisant l'agrégation des plaquettes à la surface des cellules endothéliales activées, ainsi que la dégranulation des polynucléaires, entretenant les lésions endothéliales de la microcirculation.

2.2. Syndrome hémolytique et urémique atypique

La physiopathologie du SHU atypique reste encore mal comprise. Chez l'adulte, certains virus, médicaments ou bactéries pourraient déclencher le tableau en induisant des lésions endothéliales *[41-91]*. Il est aussi possible qu'un facteur circulant contenu en particulier dans les reins puisse déclencher le SHU. Cette hypothèse est appuyée par l'expérience de la transplantation rénale *[41]*. En effet, les récidives de SHU après transplantation rénale semblent survenir moins fréquemment chez les patients ayant subi une binéphrectomie suggérant que les reins natifs libèrent un facteur toxique impliqué dans la physiopathologie du SHU *[98]*.

2.2.1.1   2.2.1. Rôle de l'activation de la voie alterne

Le SHU atypique de l'enfant a été associé depuis longtemps à une consommation persistante de la fraction C3 du complément par la voie alterne *[146]*. Cette hypocomplémentémie a pu être associée à un déficit en facteur H du complément dans 30% des cas *[139]*. Le facteur H a pour principale fonction d'inhiber la voie alterne du complément. Le déficit en facteur H étant responsable d'un excès de consommation de C3, il pourrait entraîner une activation accrue des polynucléaires neutrophiles et une hyperagrégabilité plaquettaire en libérant des quantités excessives de C3a. De plus, la production excessive d'autres composants comme le C5a ou le complexe d'attaque membranaire pourrait être responsable de l'activation des cellules endothéliales, et de l'expression de grandes quantités de facteurs tissulaires à la surface de celles-ci [127]. Ce mécanisme pourrait ainsi expliquer l'activation de la coagulation et la formation de thrombi riches en fibrine [41-91].

D'autres mutations situées au niveau d'autres protéines impliquées dans l'inhibition de la voie alterne du complément comme le facteur I [41] et la protéine CD46 (ou MCP-1) [121] ont été incriminées dans la pathogénie du SHU atypique.

2.2.1.2 2.2.2. Syndrome hémolytique et urémique associé à une infection à pneumocoque

Le SHU secondaire à une infection non digestive est souvent dû à *Streptococcus pneumoniae* [55]. Ces SHU pourraient représenter une entité physiopathologique particulière. En effet, son mécanisme d'apparition est lié à la neuraminidase, enzyme sécrétée par toutes les souches de *Streptococcus pneumoniae* [151] en quantité excessive. La neuraminidase disloque l'acide N-acétylneuraminique à la surface des glycoprotéines des cellules membranaires mettant à nu l'antigène de Thomson-Friedenreich (Ag TF). Ainsi, l'antigène de Thomsen-Friedenreich exposé à la surface des érythrocytes, des cellules endothéliales et des glomérules subit l'action de l'anticorps anti-Ag TF naturel circulant, ce complexe antigénique serait responsable d'une agrégation plaquettaire ainsi que des lésions endothéliales et glomérulaires *[41-91]*.

En somme, on peut conclure que la physiopathologie des MAT semble être complexe et elle passe obligatoirement par une dysfonction endothéliale. Dans le PTT, la dysfonction endothéliale est généralisée. Elle est liée à une hyperagrégabilité plaquettaire en rapport avec un déficit ou une inactivation de la protéase ADAMTS13 responsable de l'accumulation de mégamultimères de FVW. Ainsi, le tableau clinique est polymorphe avec atteinte multiviscérale (Neurologique, digestive, rénale, cardiaque, pulmonaire...). Dans le SHU, cette dysfonction est prédominante au niveau rénal expliquant que l'insuffisance rénale aiguë soit au premier plan. Dans le SHU typique de l'enfant, l'infection par des bactériees productrices de vérotoxines représente la cause la plus fréquente.

IV. MANIFESTATIONS CLINICO-BIOLOGIQUES

Le PTT est une maladie à début le plus souvent aigu. Une phase prodromique faite d'un syndrome grippal, précède souvent de quelques jours la survenue du PTT *[136]*. Dans sa forme typique, le PTT est classiquement défini par cinq signes cardinaux: fièvre, manifestations neurologiques, insuffisance rénale, anémie hémolytique microangiopathique et thrombopénie périphérique. Mais les études ont montré que cette « pentade » n'est pas présente au début de la maladie.

Cependant, l'anémie hémolytique microangiopathique et la thrombopénie sont plus présentes que les autres symptômes *[140-145]*.

Le SHU dans sa forme typique est aussi à début brutal. Il est précédé par une phase prodromique faite de diarrhée, le plus souvent sanglante *[103]*. Il est défini par l'association d'une anémie hémolytique microangiopathique, d'une thrombopénie et d'une atteinte rénale *[103]*.

1. Les signes cardinaux

1.1. La fièvre

La fréquence de la fièvre a été estimée de 14 à 100% des cas dans différentes études *[171]*. Elle pourrait être liée à la libération de substances pyrogènes au cours de l'ischémie tissulaire, ou à un processus infectieux *[41]*. Dans notre étude [2], 4 patients (44%) ont développé une fièvre en dehors d'un contexte infectieux.

1.2. L'atteinte neurologique

Les troubles neurologiques représentent un élément diagnostique fondamental du PTT *[140]* mais ils peuvent aussi se voir dans le SHU. En effet, ils ont pu être notés dans 88% des cas de PTT contre 55% des cas de SHU *[87]*. L'atteinte neurologique est caractérisée par son apparition brutale et sa fugacité, puisqu'elle peut atteindre différents territoires de manière intermittente, à quelques heures d'intervalle. Elle peut se manifester par un tableau de confusion avec obnubilation, des céphalées et des troubles de la conscience pouvant aller jusqu'au coma. Un déficit sensitif ou moteur à type d'hémiparésie, de dysarthrie, d'aphasie peut être observé *[137]*. Les réflexes ostéotendineux sont souvent vifs. Vingt pour cent des patients (20%) peuvent présenter une crise convulsive, voire un état de mal épileptique.

Dans notre série [2], les manifestations neurologiques ont été observées chez 5 patients (56%). Il s'agit d'un état de mal épileptique dans 4 cas (44%) et de céphalées dans 1 cas (11%). Un scanner cérébral a été réalisé chez 4 patientes, il a montré des lésions ischémiques (probablement secondaires à une localisation de thrombi au niveau cérébral) dans 3 cas (33%) et un œdème cérébral diffus dans 1 cas (11%).

1.3. L'anémie

Le PTT et le SHU se caractérisent par la présence d'une anémie. C'est une anémie de type mécanique. La formation de microthrombi réduit le calibre des capillaires de la microcirculation. En traversant ces vaisseaux endommagés, les globules rouges sont traumatisés et fragmentés, formant alors des schizocytes retrouvés au niveau du frottis sanguin **(Figure 1)**. Cette atteinte a été démontrée en premier par Brain qui a nommé ce processus « **anémie hémolytique microangiopathique** » *[28]*.

La traduction biologique sera alors:

- Anémie normochrome normocytaire régénérative (taux de réticulocytes supérieur ou égal à $120 \times 10^9 \ \mathrm{l^{-1}}$) à moelle riche *[94-140]*.
- Test de Coombs négatif

- Haptoglobine effondrée <0.2g/l

- Lacticodéshydrogénases (LDH) augmentées reflétant non seulement l'hémolyse mais aussi l'ischémie tissulaire diffuse *[90]*.

- Une schizocytose qui représente plus de 1 % des hématies *[56]*. Cependant, leur absence ne doit pas éliminer le diagnostic *[58]*.

- Bilirubine libre (BL) augmentée.

- Fer sérique augmenté

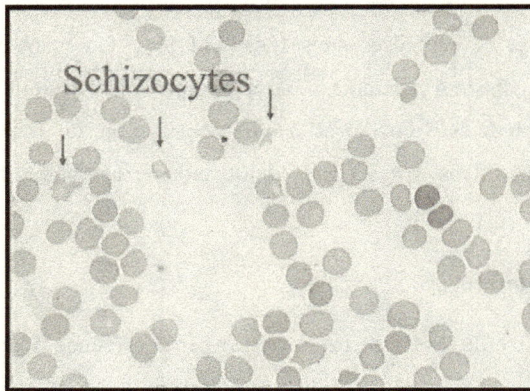

Figure1: Frottis sanguin mettant en évidence la présence de schizocytes

Dans notre série [2], l'anémie est un signe constant chez tous les patients. Elle a été de sévérité variable. Cette anémie a été normocytaire dans tous les cas. Le caractère régénératif de l'anémie a été prouvé dans 3 cas. L'hémolyse a été constante, mais l'origine mécanique n'a pu être prouvée que dans 5 cas (recherche de schisocytes positive). Le test de Coombs a été négatif dans les 2 cas où il a été effectué confirmant l'origine non immunologique de cette anémie.

Dans les autres cas, l'origine hémolytique de l'anémie a été retenue devant les autres stigmates d'hémolyse (BL augmentée, LDH augmentées, Fer sérique augmenté...)

1.4. La thrombopénie

Elle représente le premier signe biologique à apparaître *[101]*. Elle est d'origine périphérique, illustrée par la richesse de la moelle en mégacaryocytes lors du myélogramme *[107]*.

On note un raccourcissement marqué de la durée de vie des plaquettes du fait d'une consommation exagérée intravasculaire de ces éléments sanguins.

Les plaquettes présentent une diminution de leur contenu en β-thromboglobuline *[61]*, en sérotonine *[180]* et en facteur IV plaquettaire alors que les taux circulants de ces facteurs sont augmentés.

Ces données concordent avec le mécanisme physiologique de cette maladie qui implique une activation plaquettaire et une libération de leur contenu.

La thrombopénie est généralement plus fréquente et plus sévère dans le PTT que dans le SHU *[152]*. En effet, l'étude de Veyradier a noté une fréquence de la thrombopénie à 94% des cas de PTT contre 60% des cas de SHU *[177]*. Au début du PTT, le taux de plaquette peut être au dessous de 20000 élts/mm^3; cependant, il est entre 30000 et 100000 élts /mm^3 en cas de SHU *[152]*.

Dans notre série [2], la thrombopénie a été constatée dans 100% des cas.

1.5. L'atteinte rénale

L'atteinte rénale est présente dans 70% à 90% des cas *[140]*. En cas de PTT, elle est en règle modérée, sauf chez les patients ayant un antécédent de néphropathie sous-jacente. Dans d'autres cas, l'atteinte rénale peut se résumer à une protéinurie dont le débit est le plus souvent inférieur à 3 g/24 h, ou à une hématurie microscopique *[136]*. L'hématurie macroscopique et l'oligurie sont plus rares *[97]*.

Dans le SHU, l'atteinte rénale, est non seulement constante, mais aussi plus sévère que dans le PTT. Gregory rapporte dans une étude faite sur 56 patients que cette atteinte a été notée dans 90 % des de SHU et dans 20% des de PTT *[87]*. Veyradier a noté que la fréquence de l'insuffisance rénale aiguë anurique est de 98% de cas au cous du SHU, versus 1.5% des cas au cours du PTT *[177]*. Furlan, a rapporté un recours à l'épuration extra-rénale, dans 31% des cas de SHU contre aucun cas de PTT *[64]*.

Dans notre série [2], l'atteinte rénale a été présente chez tous les patients (100%). Il s'agissait d'une insuffisance rénale aiguë d'allure organique. Une oligurie a été notée dans 2 cas (22%) et une anurie dans un cas (11%). La protéinurie a été positive dans 6 cas (67%). Une hématurie macroscopique ou microscopique a été observée dans 3 cas (33%).

L'EER a été nécessaire dans 7 cas avec un nombre de séances variant entre 1 et 8.

2. Autres manifestations

2.1. L'atteinte digestive

Des troubles digestifs sont observés chez 11 à 14 % des cas de PTT. Ils se caractérisent par des douleurs abdominales parfois pseudochirurgicales, nausées, vomissements et iléus paralytique *[83]*. Des atteintes pancréatiques peuvent être observées [29/45]. Une hépatosplénomégalie est présente dans 20% à 25% des cas *[148]*.

Dans notre étude [2], des troubles digestifs ont été constatés dans 6 cas (67%). Ils sont à type de diarrhée et de douleurs abdominales dans 4 cas (44%) dont 2 associés à une hépatomégalie (22%). 2 patients (22%) ont présenté une cholécystite alithiasique.

2.2. L'atteinte cardio circulatoire

L'HTA souvent sévère est classique lors du diagnostic. Elle est plus fréquente dans le SHU que dans le PTT *[41]*.

Au cours des MAT, une atteinte cardiaque est possible et elle est rencontrée essentiellement dans les PTT. Elle peut se manifester par des douleurs thoraciques et des troubles de la repolarisation sur l'électrocardiogramme *[41]*. Une myocardite, un choc cardiogénique, ou une cardiomyopathie sont exceptionnels surtout dans le SHU *[103]*.

Des études anatomopathologiques post mortem faite sur 56 autopsies dont 25 cas atteints de PTT et 31 cas de SHU ont montré qu'une atteinte cardiaque a été constatée chez tous les patients ayant un PTT, alors qu'elle n'a été présente que dans 1/29 autopsies faites sur les malades atteints de SHU *[87]*.

2.3. L'atteinte pulmonaire

L'atteinte pulmonaire correspond, le plus souvent, à un syndrome de détresse respiratoire aiguë *[50]*.

Cette détresse respiratoire peut être en rapport avec une lésion de la membrane alvéolo-capilaire soit en rapport avec un OAP de surcharge. Dans notre série [2] 8 patients (89%) ont développé un œdème pulmonaire.

2.4. L'atteinte oculaire

La fréquence des signes visuels est probablement sous estimée: entre 14% et 20% des cas suivant les séries *[22]*.

2.5. Les anomalies de l'hémostase

Ces anomalies sont fugaces et ne sont retrouvées qu'au tout début de la maladie ou lors des rechutes.

Il existe une activation de la coagulation avec formation intravasculaire excessive de thrombine et de fibrine à l'origine de:

- Elévation de la concentration circulante des D-Dimères (produit de dégradation de la fibrine) *[61]*.
- Hypofibrinémie dont témoigne l'augmentation du catabolisme du fibrinogéne radio-marqué*[114]*.
- Baisse des facteurs V et VIII de la coagulation *[180]*.

2.6. L'hyperleucocytose neutrophile

L'hyperleucocytose à polynucléaires neutrophiles (PNN) a été retenue comme élément de mauvais pronostic dans le SHU typique *[119-152]*. En effet, ces PNN présentent in vitro une augmentation nette de leurs pouvoir d'adhésion sur des cellules endothéliales en culture, aggravant ainsi les dommages au niveau des cellules endothéliales et rendant le tableau clinique plus parlant.

3. Particularités du PTT congénital

Dans le PTT congénital, la première poussée de la maladie a lieu en général avant l'âge de 10 ans et parfois même dès la naissance. La symptomatologie initiale est assez stéréotypée. Elle associe une anémie hémolytique mécanique, une thrombopénie parfois profonde, et une atteinte rénale d'intensité variable (protéinurie, hématurie, insuffisance rénale de sévérité variable). Chez le nouveau-né, l'hémolyse et la thrombopénie inexpliquées motivent parfois une exsanguinotransfusion. Un épisode de PTT congénital peut survenir spontanément ou être déclenché par des épisodes infectieux banals. Au début, les poussées sont totalement régressives mais après quelques années d'évolution peuvent apparaître une insuffisance rénale chronique et une atteinte ischémique d'autres organes, en particulier du cerveau. Souvent, l'atteinte hématologique est également chronique, et associe un fond d'hémolyse et une thrombopénie modérée. L'anamnèse familiale retrouve parfois des atteintes similaires ou des tableaux d'hémolyse néonatale fatale dans la fratrie. En revanche, l'étude des parents ne retrouve jamais de déficit

sévère de la protéase, ce qui suggère un mode de transmission récessif
[41].

4. Particularités du SHU épidémique post diarrhéique

Le SHU épidémique peut s'observer le plus souvent dès l'âge de 1 mois,
et jusqu'à 18 ans *[1]*. Ce SHU peut également s'observer chez l'adulte
[41]. Le tableau clinique est précédé de quelques jours par la survenue
d'une colite avec diarrhée souvent sanglante. La bactérie pathogène
sécrétrice de toxine peut être absorbée lors de la consommation de
produits laitiers, de charcuterie, ou par l'ingestion d'eau souillée. Plus
rarement, la bactérie induit un SHU par infection du tractus urinaire *[41]*.

**On peut conclure que le PTT et le SHU partagent 5 signes
cardinaux:**
- **Anémie hémolytique non autoimmune**
- **Thrombopénie de consommation**
- **Fièvre**
- **Atteinte neurologique dominant le tableau de PTT**
- **Atteinte rénale dominant le tableau du SHU**

**Le tableau clinique de PTT est souvent riche associant des
manifestations systémiques, neurologiques, digestives, une
insuffisance rénale aiguë et une atteinte hématologique (anémie et
thrombopénie). L'atteinte cardiaque, oculaire et pulmonaire est plus
rarement observée. Cependant, dans quelques cas, le tableau clinique
peut être trompeur et il peut ne pas y avoir de défaillance d'organe.**

Le PTT est alors purement hématologique et se révèle par un syndrome hémorragique avec purpura, ecchymoses, hématomes, voire saignement viscéral, ou encore par une asthénie d'apparition récente, dans le cadre du syndrome anémique [41].

Bien qu'il y ait beaucoup de similitudes biologiques et physiopathologiques, le SHU de l'adulte est différent Du PTT. En effet, le SHU est caractérisé sur le plan clinique par l'insuffisance rénale qui domine le tableau et qui est plus grave. A l'inverse, les signes neurologiques sont moins fréquents que dans le PTT et sont classiquement rattachés à l'hypertension artérielle, voire à des troubles métaboliques [41].

V. LES ETIOLOGIES

Les causes des PPT et des SHU sont multiples

1. Les causes infectieuses

De nombreuses causes infectieuses d'origine bactérienne, virale, ou fongique ont été incriminées dans la survenue de MAT.

1.1. Causes bactériennes

Pour le SHU typique, l'E. Coli (Sérotype O157 H7) et la Shigella semblent être les plus fréquemment impliqués dans ce tableau via leurs vérotoxines ou Shiga toxines like *[41]*. Le diagnostic de l'infection peut être fait par la coproculture sur milieu de Mac Conkey *[118]*. Cette coproculture n'est positive que pendant quelques jours après le début de la diarrhée. La détection des vérotoxines dans les selles peut s'effectuer par des techniques immunologiques de type ELISA, cette dernière est de valeur très inégale selon les études *[118]*. Compte tenu de la présence en très faible quantité des vérotoxines dans les selles, l'amplification génique in situ par PCR des gènes codant pour les Stx1 et Stx2 dans les selles représente une méthode très sensible *[118]*.

A côté de ce tableau de SHU post diarrhéique typique, le SHU atypique est causé par d'autres agents pathogènes dont le plus connu est le *Streptococcus Pneumoniae [55]*. Plusieurs cas de SHU associé au *Streptococcus Pneumoniae* ont été publiés dans la littérature *[34-55]*. Ils surviennent quelques jours après le début d'une infection: une pneumonie ou moins souvent une méningite *[29]*. Dans ce cadre, l'atteinte rénale est le plus souvent sévère nécessitant une épuration extra rénale *[34]*. Les manifestations neurologiques sont fréquentes et sont en rapport avec la sévérité de l'atteinte rénale *[3]*. L'atteinte hépatique est souvent observée et elle est secondaire à la libération de neuraminidase par ce type de germe *[93]*.

Le mécanisme physiopathologique du SHU associé aux infections streptococciques met en jeu l'Ag de Thomson-Friedenreich (Ag TF) exposé à la surface des globules rouges. La réaction Ag-Ac qui en découle explique la positivité du test de Coombs direct *[178]*. La positivité de ce test constitue un élément de valeur pour le diagnostic positif étiologique.

Le taux de mortalité du SHU associé à une infection par le pneumocoque est significativement plus élevé que les autres étiologies de SHU. Cette mortalité précoce est en rapport avec le sepsis ou les complications neurologiques fréquemment observées *[34-161]*.

Plusieurs autres germes ont été incriminés dans le développement de PTT. **(TableauN° 1).**

1.2. Causes virales

Décrit pour la première en 1984 *[24]*, actuellement, le virus de l'immunodéficience humaine (VIH) est le principal agent viral pouvant donner une MAT *[12-88]*. Hyms a démontré que l'incidence des MAT est plus importante chez les sujets atteints par VIH comparée au reste de la population *[88]*. Les MAT peuvent survenir au décours de l'infection par le VIH, ou elles peuvent précéder le tableau et être une manifestation initiale de cette infection *[12]*. La pathogénie est multifactorielle. En effet le VIH peut agir via une hypersécrétion de cytokines comme le TNFα et l'IL-6 *[138]*, comme il peut entraîner une cytotoxicité directe sur les cellules endothéliales et causer leur apoptose. Par ailleurs, les infections opportunistes, comme en particulier le cytomégalovirus (CMV) *[41]* ou différentes médicaments comme le valaciclovir *[18]* ont été associés à la survenue d'une MAT chez ces patients. Récemment Tsai et coll. *[174]* ont décrit un déficit en ADAMTS 13 du à des anticorps de type IgG au niveau plasmatique de deux patients atteints de VIH. Plusieurs autres Virus sont incriminés dans le développement de PTT **(Tableau N°1).**

26

Tableau 1: Principales infections responsables de MAT

Infections bactériennes	Infections virales
Shigella dysenteriae	Virus de l'immunodéficience humaine (VIH)
Escherichia Coli	Coxsackie
Salmonella typhi	Echovirus
Campylobacter jejuni	Grippe
Yersinia pseudotuberculosis	Epstein-Barr
Streptococcus pneumoniae	Herpes simplex
Legionella pneumophila	
Infection à germes intra cellulaires	Infections fongiques
Rickettsioses	Aspergillus fumigatus
Mycoplasma pneumoniae	

2. MAT et grossesse

La grossesse est une étiologie qui est retrouvée dans 10 à 25 % du PTT/SHU de l'adulte *[57]*. L'incidence de survenue PTT/SHU au cours de la grossesse est estimée de 1/25000 *[44]*. Weiner a montré que l'association PTT/grossesse survient dans 89 % des cas durant la période antépartum avec un terme moyen à 23.5 SA +/- 10.4 SA *[36]*. Cependant, l'association SHU et grossesse survient dans 94% des cas en période du post partum avec un intervalle de 26.6 ± 35 jours *[36]*. Dans ce cadre, les rechutes sont rencontrées plus fréquemment en cas de PTT qu'en cas de SHU *[108]*.

Le mécanisme physiopathologique par lequel la grossesse peut induire un PTT/SHU reste non clair et plusieurs hypothèses physiopathologiques ont été avancées:

- Rôle de l'agression endothéliale: cette hypothèse a été avancée étant donné que le PTT touche des femmes qui ont développé une pré éclampsie. En effet, cette pré éclampsie se caractérise par une dysfonction endothéliale résultant du stress oxydatif médié par l'inflammation (les *low density lipoproteines* oxydées entraînent une activation des monocytes et des polynucléaires neutrophiles, toxiques pour l'endothélium) lors de la grossesse *[153]*. Cette agression endothéliale sera à l'origine d'une libération de FVW de très haut poids moléculaire. Cette hypothèse a été confirmée par plusieurs études qui ont montré un taux anormalement élevé de FVW de très haut poids moléculaire dans le plasma des femmes enceintes ayant un PTT *[91]*.
- Rôle du déficit en protéase « ADAMTS13 » secondaire à la grossesse:

Le rôle d'un déficit en ADAMTS 13 a été objectivé dans une étude récente qui a englobé 92 patientes, réparties en 17 femmes enceintes ayant une pré éclampsie, 25 femmes enceintes sans pré éclampsie et de 50 femmes non enceintes. Le dosage de l'activité de la protéase « ADAMTS13 » a montré une baisse significative de l'activité de la protéase dans le groupe des femmes ayant une pré éclampsie par rapport aux 2 autres groupes. Cette activité se normalise dans 100% des cas, 6 mois après l'accouchement..

Deux hypothèses pourraient expliquer l'association, pré éclampsie et déficit en « **ADAMTS13** »:

- Un déficit de sécrétion de cette protéine par le foie *[9]*.

- Une augmentation de la clairance de l'« **ADAMTS13** »*[9]*.

- Rôle de l'hyper-oestrogénie gravidique:

L'hyper-oestrogénie secondaire à la grossesse entraîne une dysfonction immunitaire locale, favorisant le passage des vérotoxines dans la circulation systémique à travers la muqueuse digestive *[104]*.

Dans cette forme de MAT associée à la grossesse, la morbidité et la mortalité maternelles sont élevées *[44]*. De plus, la possibilité de récidive dans les grossesses ultérieures reste plausible *[56]*. Par ailleurs, Hebisch et col. ont montré que le passage de médiateurs du SHU à travers la barrière placentaire est possible et il serait à l'origine d'une insuffisance placentaire chronique ou d'une vasculopathie thrombotique fœtale étendue et par conséquent une menace de mort fœtale in utéro *[78]*.

Sur le plan pratique, il est parfois difficile de distinguer le HELLP syndrome du PTT ou du SHU. Cette distinction peut se fonder sur des divergences aussi bien biologiques que cliniques et histologiques. En effet, l'atteinte hépatique et la coagulation intravasculaire disséminée présente dans le HELLP syndrome sont absentes dans le PTT et le SHU *[27]*. Le taux d'ATIII peut être diminué dans le cas de prééclampsie mais il est normal dans le cas de PTT *[54]*. IL faut noter que les les mégamultimères de FVW sont présents dans le sérum de femmes atteintes de PTT mais pas dans le cas de prééclampsie *[54]*.

Par ailleurs, sur le plan clinique la résolution du tableau de prééclampsie se fait habituellement après la délivrance; cependant dans le cas de PTT aucune amélioration clinique n'est notée après la délivrance *[44]*.

En fait le PTT ou le SHU peuvent coexister avec le HELLP syndrome et une distinction claire peut être parfois impossible *[17]*. Si après la délivrance la patiente continue à avoir une altération de la fonction rénale, des troubles hématologiques et un taux normal de l'activité de l'ATIII il faut s'orienter vers le diagnostic de PTT ou SHU *[54]*.

Dans notre étude [2], la survenue de MAT associée à un contexte gravidique a été relevée dans 67% des cas (n=6), 2 morts fœtales ont été notées.

3. MAT et cancer

Un syndrome de MAT peut être fréquemment observé au cours de différentes pathologies tumorales *[41]*. La fréquence de la MAT au cours de l'évolution des cancers est mal connue; elle a été évaluée à 5.7% dans une étude prospective publiée *[74]*.

Il s'agit en majorité d'adénocarcinomes muco-sécrétant évolués, volontiers métastatiques et en particulier avec les métastases médullaires *[28]*. Les cancers les plus pourvoyeurs de MAT sont les cancers de l'estomac *[7]*, du sein, puis du poumon, de la prostate et du pancréas*[41]*.

La MAT peut être secondaire à l'évolutivité de la maladie tumorale. En effet, certains auteurs ont suggéré que les microemboles tumoraux métastatiques pourraient jouer un rôle dans le processus de microangiopathie en obstruant les vaisseaux de la microcirculation, favorisant ainsi la fragmentation des érythrocytes et l'activation des plaquettes *[41]*. D'autres auteurs ont rapporté le rôle de complexes immuns circulants responsables de lésions endothéliales *[162]*.

Cependant, la chimiothérapie en cours peut jouer un rôle important dans la survenue de MAT *[47]*.

Dans ce type de MAT, l'anémie hémolytique avec une importante schizocytose est à début brutal et la thrombopénie est franche cependant les signes rénaux sont pauvres *[51]*.

4. MAT et chimiothérapie

Différents médicaments utilisés en cancérologie peuvent déclencher un syndrome de MAT.

4.1. La Mitomycine C (MMC)

La mitomycine est un agent alkylant qui est souvent utilisé dans les protocoles de chimiothérapie des tumeurs malignes solides telles que les tumeurs digestives et mammaires. L'incidence moyenne de SHU secondaire à la Mitomycine C varie entre 2 et 25% selon les études *[183]*. Le SHU secondaire à la MMC est caractérisé par des signes hématologiques souvent prononcés qui précèdent l'insuffisance rénale de quelques jours *[39]*.

Le pronostic reste sévère surtout dans les deux premiers mois de la maladie avec une mortalité estimée à 60% *[69]*. En cas de survie, une insuffisance rénale terminale est souvent présente, nécessitant le recours à l'hémodialyse itérative *[39]*.

4.2. La gemcitabine

C'est un analogue nucléosidique qui a montré son efficacité en monothérapie ou en association dans le traitement du cancer du pancréas, des voies urinaires, de l'ovaire et des tumeurs bronchiques non à petites cellules *[47]*.

Le SHU survient en cours de la chimiothérapie, mais la survenue retardée a été rapportée jusqu'à 8 semaines après l'arrêt du traitement ce qui suggère, pour cela une surveillance clinique et biologique est souhaitable dans les trois mois qui suivent l'arrêt du traitement *[47]*.

4.3. La pentostatine

Harris et coll *[106]* sont les premiers à rapporter le cas de SHU causé par la pentostatine chez un patient traité pour lymphome diffus à grandes cellules. Un autre cas de SHU survenant dans les suites d'un traitement par ce médicament pour un lymphome cutané à cellule T a été rapporté *[10]*.

5. MAT et médicaments

5.1. Immunosuppresseurs

2.2.1.3   5.1.1. Ciclosporine A (CSA)

La ciclosporine possède un effet prothrombotique important incluant une cytotoxicité directe sur la cellule endothéliale *[40]*. Le premier cas de SHU associé à la prise de ciclosporine A remonte à 1981 dans les suites d'une greffe de moelle osseuse *[158]*. Depuis, plusieurs observations ont été décrites au cours d'une transplantation rénale *[20]*, hépatique *[26]*, et pancréatique *[20]*.

2.2.1.4 5.1.2. Anticorps monoclonaux anti CD3

Des cas de MAT ont été décrits après traitement par l'orthoclone OKT3 dont le mécanisme reste inconnu *[73]*.

5.2. Contraceptifs oraux

La MAT, survenant lors de la prise d'un contraceptif oral reste rare. La plupart des oestro-progestatifs sont concernés quelque soit leur dosage en œstrogènes *[89]*.

5.3. Interféron

La responsabilité de l'interféron dans la survenue du SHU a été décrite chez des patients suivis pour leucémie myéloïde chronique *[131]*, et un patient suivi pour leucémie à tricholeucocytes *[164]*.

5.4. Les autres médicaments et toxiques

Plusieurs autres médicaments, vaccins et autres toxiques ont été incriminés dans la genèse de PTT/SHU à savoir:
- Pénicilline et ampiciline *[4]*, produits de contraste iodé *[4]*, anti-inflammatoires non stéroïdiens *[4]*, D-pénicillamine *[4]*, Quinine *[4]* et le Ticlopidine *[125]*.
-Certains vaccins: anti polyomyélite, anti grippal *[4]*.
- Morsure de chien *[4]*, Piqûre d'abeille *[4]*, monoxyde de carbone *[4]*.

6. MAT et maladies de système

6.1. MAT et lupus érythémateux disséminé (LED)

Le PTT peut se voir chez 1 à 4 % des malades porteurs de LED *[60]*. Le LED peut partager quelques caractères cliniques avec le PTT. En effet, le LED est associé à un risque élevé de thrombose. De même, une diminution de l'activité d'ADAMTS13 est notée chez les patients ayants un LED *[105]*.

Dans notre étude [2], la MAT associée au LED a été retenue dans un cas(11%).

6.2. MAT et autres maladies auto-immunes

Plusieurs autres maladies auto-immunes ont été incriminées dans le développement de PTT/SHU à savoir: Polyarthrite rhumatoïde, Connectivite mixte, Syndrome de Gougerot-Sjögren, Dermatomyosite, Lupus discoïde, Sclérodermie, spondylarthrite ankylosante, Maladie de Still, Pelvispondylite rhumatismale, Maladies inflammatoires de l'intestin, Maladie de Behçet, Hépatite auto-immune, Myasthénie, Cytopénies auto-immunes ou Syndrome des antiphospholipides *[42]*.

6.3. MAT et HTA maligne

Une hémolyse avec schisocytes est fréquente lors de l'HTA sévère ou maligne. La destruction érytrocytaire se produit sur des dépôts de fibrine intra-vasculaire *[70]*.

7.MAT secondaire à une envenimation scorpionique

Le SHU a été récemment décrit dans les suites d'envenimation scorpionique.

Parmi les effets hématologiques de certains venins de scorpion, l'hémolyse semble occuper une place non négligeable. L'anémie hémolytique micro-angiopathique résulterait de la fragmentation des hématies sur les lésions vasculaires engendrées par le venin.

Dans notre région, l'espèce la plus dangereuse et la plus répandue est l'*Androctonus australis hector* (scorpion jaune à extrémités foncées). Son venin contient des hémolysines, des neurotoxines et probablement des endothéliolysines comme le venin d'autres espèces de scorpion *[14]*.

8. MAT au cours de greffe de cellules souches hématopoéitiques

L'incidence d'un PTT est de 14 % dans le cas d'allogreffe de moelle osseuse et de 7 % dans le cas d'autogreffe de la moelle osseuse *[152]*.

Dans ce contexte, le syndrome de MAT est favorisé par de nombreux facteurs déclenchants, souvent associés entre eux. En effet, les premières études ont décrit l'irradiation corporelle totale *[109]*, l'utilisation de cyclosporine et la réaction aiguë du greffon contre l'hôte (GVHD) *[85]* comme facteurs de risque. Nombreuses autres investigations ont suggéré que les infections jouent un rôle important dans cette association en particulier les herpes simplex notamment les CMV *[41]*. Dans ce type de MAT, l'activité de l'ADAMTS 13 est normale *[176]*.

9. MAT et la transplantation rénale

La prévalence de SHU associé à une transplantation rénale est estimée entre 0.5 et 5 % dans la littérature avec un risque élevé de rejet de greffe [150].

Le risque de récidive de SHU après transplantation est exceptionnelle dans les formes typiques post diarrhèiques [59]. Cependant, elle est observée dans 25 % des cas chez les patients ayant une forme atypique [52].

10. MAT d'origine familiale

De nombreuses formes familiales de MAT ont été décrites. La transmission se fait selon un mode autosomique récessif ou dominant [41- 91].

11. MAT idiopathiques

Souvent aucune cause évidente n'est retrouvée. Le SHU et/ou le PTT restent alors dans le cadre d'une MAT idiopathique [41]. Il est possible toutefois que la MAT précède de quelques mois un processus tumoral comme cela a été déjà rapporté par Cherin en 1991 [38]. Dans notre étude [2], aucune étiologie n'a été retrouvée dans 2 cas, il s'agit probablement d'une MAT idiopathique.

VI. DONNEES HISTOLOGIQUES

Le diagnostic d'une MAT peut être porté sur les données cliniques et biologiques. Cependant, la certitude est établie sur les données anatomo-pathologiques.

Les lésions de la MAT touchent plusieurs organes, mais la répartition de ces atteintes diffère entre le PTT et le SHU. Gregory et coll. ont effectué une étude histologique, comparative, sur des autopsies d'un groupe de 56 malades englobant 25 cas de PTT et 31 cas de SHU [87]. **Le tableau N°2** montre les fréquences des lésions histologiques dans différents organes dans les cas de PTT et de SHU.

Tableau2: Fréquence et répartition des lésions histologiques dans les différents organes et selon le diagnostic étiologique

	Rein	Pancréas	Cerveau	Glande	Coeur
PTT	96%	96%	75%	96%	100%
SHU	100%	23%	8.7%	14%	34%

La grande diffusion des lésions permet d'obtenir des arguments histologiques par le biais de prélèvements peu invasifs tels que la biopsie gingivale, cutanée, médullaire voire ganglionnaire [72]. Cependant, vu que les lésions sont décrites essentiellement au niveau du rein, la réalisation de la ponction biopsie rénale reste la plus classique. Elle est justifiée dans les formes où le tableau clinico-biologique est incomplet, ou pour établir le pronostic évolutif [68].

La réalisation de la PBR n'est pas dénouée de complications hémorragiques malgré le contrôle de l'HTA et un bilan d'hémostase satisfaisant (Plaquettes > 100000 élts/mm^3) *[82]*.

Les lésions histologiques au niveau du rein sont classées en 3 formes *[71]* selon la prédominance des lésions.
- MAT à prédominance glomérulaire
- MAT à prédominance artériolaire.
- Nécrose corticale.

1. MAT à prédominance glomérulaire

Dans cette forme, les lésions glomérulaires sont sévères avec:
- Présence d'un espace clair sous endothélial;
- Rétrécissement de la lumière des capillaires glomérulaires;
- Hypertrophie mésangiale;
- Thrombose occlusive intra-capillaire;
- Les lésions artériolaires sont rarement absentes, mais demeurent discrètes.
Les formes glomérulaires caractérisent classiquement les MAT de l'enfant et sont de bon pronostic *[132]*.

2. MAT à prédominance artériolaire

Cette forme est caractérisée par:
- L'atteinte diffuse et marquée non seulement des artérioles mais également des artères interlobaires;

- Les vaisseaux sont obstrués par un gonflement de l'endothélium et par une thrombose donnant l'aspect gloméruloide de l'artère;
- La présence de lésions d'endartérite fibreuse;

Pour cette forme les glomérules sont le siège d'un gonflement endothélial et de l'espace clair sous endothélial avec absence d'hypertrophie du mésangium.

Ces formes sont volontiers retrouvées chez l'adulte et ont une valeur pronostique péjorative *[82]*.

3. Nécrose cortical

Les lésions de nécrose corticale peuvent être focales ou diffuses, affectant la plus grande partie du cortex. Dans les zones non nécrosées, il n'est pas exceptionnel d'observer des lésions artériolaires et glomérulaires évoquant la MAT. Les zones nécrosées peuvent s'imprégner de calcium. Cette forme est responsable d'une IRC et d'HTA.

4. Autres lésions anatomiques rénales

D'autres lésions anatomiques ont été décrites au cours de la MAT:
- Foyers de néphrite tubulo-interstitielle centrés par des glomérules fibreux;
- Lésions tubulaires non spécifiques reflétant l'ischémie du parenchyme: atrophie ou lésion de nécrose tubulaire focale ou diffuse. Chez l'adulte, dans plus de 10% des cas, la nécrose tubulaire est la seule lésion existante *[120]*.

- Lésions interstitielles dont l'intensité dépend de la sévérité de la maladie, allant de l'œdème, avec ou sans infiltrat inflammatoire à la fibrose focale *[71]*.

La biopsie rénale peut avoir aussi un rôle dans la distinction entre SHU et PTT. En effet, les thrombi trouvés au cours du PTT sont formés essentiellement de FVW et de plaquettes mais peu de fibrinogène (ou fibrine) *[87]*. Alors que pour le SHU, la composition de ses thrombi est particulièrement riche en fibrines avec quelques plaquettes *[87]*. Ces données histologiques sont considérées par certains auteurs d'importance majeure, constituant un moyen discriminatif entre ces deux entités [87].

VII. TRAITEMENT

Le traitement du PTT est toujours une urgence. Etant donnée la fréquence des souffrances viscérales à la phase aiguë et de leur évolution potentiellement grave, il faut préférer une hospitalisation en unité de réanimation tant que le taux de plaquettes reste inférieur à $50 \times 10^9 \, l^{-1}$ *[41]*.

Le traitement des MAT comporte deux volets:

1. Traitement symptomatique

- **La correction des troubles hydroéléctrolytiques**
- **Les antihypertenseurs en cas d' HTA**
- **Le traitement anticomitial** en cas de convulsion.
- **Les transfusions sanguines:**

L'administration de concentrés globulaires phénotypés et compatibilisés sera proposée avec prudence devant une anémie sévère symptomatique. Ces transfusions sont risquées en cas d'hyperkaliémie, et sont contre indiquées en cas de SHU du à un pneumocoque vu qu'ils peuvent apporter les Ac dirigés contre l'Ag de Tomson Friedenreich naturellement présents dans le sérum humain et accélèrent ainsi l'hémolyse [142].

En l'absence de saignement grave, la transfusion de plaquettes n'est pas recommandée voire contre-indiquée, car elle risque d'entretenir et même de majorer le processus thrombotique et donc le risque de décès [136]. Elle a un rôle délétère certain [82].

Dans notre série [2], la transfusion de culots plaquettaires a été réalisée chez 8 patients (89 %) et la transfusion de culots globulaires a été notée chez 8 patients (89%).

2. Traitement étiopathogénique

Il repose sur la perfusion de PFC et les échanges plasmatiques (EP) qu'on se propose de détailler dans notre étude.

Parmi les traitements étiopathogéniques du SHU et du PTT, l'apport de PFC avec ou sans EP représente les moyens thérapeutiques les plus développés dans la littérature.

2.1. Transfusion de plasma frais congelé (PFC)

Les transfusions de PFC ont été proposées en 1977 par Byrness [32]. Ce mode thérapeutique s'appui sur l'hypothèse que les perfusions de PFC permettent de restaurer un facteur déficient. Ceci a été confirmé par le

41

fait que, in vitro, le plasma d'un sujet normal inhibe l'agglutination plaquettaire spontanée provoquée par le plasma d'un sujet ayant une MAT [132].

Le traitement de référence des MAT de l'adulte consiste à apporter au malade de fortes doses de plasma (30 à 40 mL.kg-1.j-1) jusqu'à la rémission complète, puis à les décroître ensuite progressivement. L'apport de plasma est au départ quotidien jusqu'à normalisation des plaquettes et des LDH. Le volume de plasma injecté recommandé est équivalent à une masse plasmatique (30 à 40 ml/kg/j). Lorsqu'il existe des signes de gravité immédiate ou en cas d'exacerbation des symptômes, il est justifié d'augmenter transitoirement la quantité de plasma à 60 ml/kg/j.

En cas de rémission complète, un espacement progressif des transfusions pendant 2 à 4 semaines est recommandé. En cas de rechute, le rythme et le volume des perfusions initiales sont repris jusqu'à la rémission [41].

Dans notre étude, 4 patients ont reçu ces transfusions en alternative à la plasmaphérèse quand celle ci a été arrêtée ou impossible à réaliser.

2.2. Les échanges plasmatiques

Le mécanisme d'action des échanges plasmatiques est double; « effet transfusionnel et effet soustractif » [136]. En effet, d'une part, la transfusion de plasma semble apporter le facteur déficitaire, à savoir la protéase de clivage des facteurs Von Willebrand. D'autre part, la plasmaphérèse permet d'éliminer les mégamultimères du FVW et les éventuels autoanticorps [67].

42

Sur le plan pratique, les séances d'échanges plasmatiques doivent être réalisées de façon quotidienne jusqu'à normalisation et stabilisation des chiffres de plaquettes (150 000 éléments/mm^3) durant au moins 48 heures *[41]*. Le nombre moyen de séance recommandé est de 15 séances *[143]*. Parfois plusieurs dizaines d'échanges plasmatiques peuvent être nécessaire *[136]*. En fait la réponse aux EP est variable reflétant probablement la variété des conditions responsables du PTT et du SHU.

La décroissance du rythme des EP doit être progressivement discontinue jusqu'à s'approcher du taux normal de LDH et avoir des taux de plaquettes entre 100 et 150000 éléments / mm^3 *[2]*.

Cependant, les patients soumis aux échanges plasmatiques peuvent encourir plusieurs complications *[76]*:

- **Baisse de l'immunité**: L'épuration des immunoglobilines et les fragments du complément lors des EP est responsable de la baisse de l'immunité humorale *[76]*. Le patient perd ainsi ses possibilités de défense contre les agressions inféctieuses. C'est ainsi que tout état infectieux contre indique formellement la pratique d'EP.

- **Infections virales** (hépatite, VIH, CMV....) *[76]*. Vu que l'inactivation virale ne détruit pas la protéine de clivage des facteurs Von Willebrand *[67]*, plusieurs auteurs recommandent l'utilisation de plasma viro-atténué ou du plasma frais congelé sécurisé pour limiter le risque de transmission d'agent infectieux viral.

- maladies transmises par des agents non conventionnels (encéphalite spongiforme de Creutzfeld-Jakob)

- **Réaction fièvre-frissons** *[76]*.
- **Hypocalcémie** secondaire à un surdosage en citrate *[76]*.
- **Collapsus** *[76]*.
- **Hématomes au point de ponction** *[76]*.

➤ *Place de la plasmathérapie:*

En cas de PTT de l'adulte, l'intérêt de la plasmathérapie a été bien démontré. En effet, l'avènement des échanges plasmatiques a permis de passer d'une mortalité dépassant 90 % à une mortalité de moins de 10% actuellement *[7]*. La supériorité de l'efficacité des échanges avec PFC sur les transfusions de PFC seules est maintenant bien démontrée surtout pour les PTT. Cette supériorité a été évidente en terme de morbidité, de mortalité et de durée de réponse *[144-84 - 147]*. En effet, dans une étude prospective et randomisée englobant 102 patient ayant un PTT (51 traités par échanges plasmatiques et 51 traités par transfusions de PFC) Rock et coll *[144]* ont constaté une normalisation du taux des plaquettes plus rapide dans le groupe traité par échanges plasmatiques (p=0.03). D'autre part la mortalité à J28 était significativement plus élevée dans le groupe traité par transfusions de PFC (15.6 % vs 4%; p= 0.03). Finalement, la mortalité à 6 mois d'évolution a été significativement plus élevée dans le groupe n'ayant pas reçu d'échanges plasmatiques (21% vs 37%; p=0.03). Ces résultats ont été confirmés par d'autres études *[152-84]*. Ainsi, le recours à la transfusion de PFC constitue une alternative à la plasmaphérèse en cas d'impossibilité technique ou de contre-indication absolue.

Chez l'enfant, plusieurs études portant sur la forme typique de SHU [141-124] ont démontré l'absence de différence du pronostic vital et rénal entre les groupes soumis à un traitement symptomatique associé au PFC et ceux qui ont suivi un traitement symptomatique seul. C'est ainsi que dans le SHU typique pédiatrique, seul le traitement symptomatique est préconisé car l'apport de PFC n'améliore pas la survie [132].Ce dernier peut même être délétère puisqu'il peut causer une surcharge hydrique responsable d'une plus grande fréquence d'HTA, une baisse de la filtration glomérulaire et une toxicité tubulo-interstitielle secondaire à l'hyperprotidémie [119]. La plasmathérapie peut même être contre indiquée surtout dans le cas de SHU associé à une infection pneumococcique vu qu'elle peut apporter les Ac dirigés contre l'Ag de Tomson Friedenreich naturellement présents dans le sérum humain et accélèrent ainsi l'hémolyse [142].

Si l'efficacité de la plasmaphérèse lors de l'épisode initial est démontrée, les rechutes peuvent apparaître chez 30 à 60% des survivants[15]. La thrombopénie est estimée suffisante pour annoncer la rechute [147].

Chez certains patients, la plasma-thérapie s'est révélée inefficace en particulier en cas de présence d'un déficit important en ADAMTS13 secondaire à des titres élevés d'auto-anticorps inhibiteurs. Dans une étude prospective englobant 13 patients, Zheng et coll. [184] ont montré que pour les patients qui n'ont pas de facteurs inhibiteurs de l'activité d'ADAMTS 13, les échanges plasmatiques ont été efficaces dans 8 cas sur 9 sans rechute secondaire. A l'inverse, chez lez 4 malades ayant un déficit important en ADAMTS13 lié à la présence de titres élevés d'inhibiteurs, une mauvaise réponse thérapeutique est observée avec la survenue de complications sérieuses, des rechutes et le décès de 2 patients. De plus sur le plan biologique, la présence d'un inhibiteur plasmatique retarde la normalisation des plaquettes.

3. Autres moyens thérapeutiques

3.1. Les corticoïdes

Ils ont été utilisés en premier dans le PTT *[137]*. Dans l'étude de Bell et al. portant sur 108 patients atteints de purpura thrombotique thrombopénique et de syndrome hémolytique et urémique, 30 patients sont guéris après l'administration de corticoïdes seuls (200 mg/j de prednisone per os ou intraveineuse, puis 60 mg/j chez les patients répondeurs et diminution progressive des doses de 5 mg par semaine)*[17]*. Cependant, ces patients étaient probablement atteints de syndrome hémolytique et urémique puisqu'ils étaient sélectionnés sur l'absence de signes neurologiques. Cependant, l'efficacité réelle de cette thérapeutique est remise en cause par certains et leur utilisation en monothérapie n'est pas recommandée *[136]*.

L'hypothèse auto-immune du purpura thrombotique thrombopénique pourrait justifier à nouveau leur prescription suivant des modalités thérapeutiques qui restent à définir.

3.2. La vincristine

La vincristine est un puissant agent immuno-suppresseur *[65]*. Elle exerce d'une part une action immunosuppressive sur la paroi endothéliale prévenant ainsi les lésions induites par les anticorps plasmatiques. D'autre part, elle altère les récepteurs glycoprotéiques plaquettaires en désassemblant les microtubules, ce qui empêche l'attachement des facteurs Von Willebrand et donc l'agrégation plaquettaire *[136]*. Cet effet de réduction de l'agrégation plaquettaire a été aussi démontré in vitro; il passe par une inhibition de la synthèse de thromboxane A2 par la vincristine *[65]*. La première utilisation de la vincristine remonte à 1982 *[79]*. Cinq patients (dont trois réfractaires aux échanges plasmatiques) ont été mis en rémission complète. En 1990, Welborn et al. ont comparé les 69 cas déjà publiés de purpuras thrombotiques thrombopéniques traités par vincristine *[181]*. Le pourcentage de rémission complète était supérieur dans le groupe traité par vincristine (68 % versus 48 %) et les taux de rechute et de mortalité étaient inférieurs. Ces résultats ont été confirmés ensuite par d'autres équipes *[136]*.

La vincristine doit être administrée précocement de façon hebdomadaire à la dose de 1.5 à 2mg/Kg /semaine par voie intraveineuse jusqu'à la rémission complète *[136]*. Cependant, la toxicité neurologique limite souvent son utilisation en dessous de 8 mg. Le traitement immuno-suppresseur est préconisé dans les formes résistantes ou dépendantes des échanges plasmatiques *[37]*.

3.3. L'immunoglobuline humaine polyvalente

L'utilisation des immunoglobulines humaines polyvalentes a été bénéfique dans plusieurs cas, le plus souvent dans les formes de PTT réfractaires aux traitements classiques *[41-136]*. Cependant, pour certains auteurs, elles sont jugées inefficaces, voire délétères *[136]*. Il est donc difficile de définir leur place dans la stratégie thérapeutique du purpura thrombotique thrombopénique. Leur indication doit être discutée chez les patients réfractaires aux traitements conventionnels ou en traitement d'entretien dans les purpuras thrombotiques thrombopéniques récidivants *[136]*.

3.4. Les antiagrégants plaquettaires

Ils sont inutiles à la phase aiguë avec une réponse inférieure à 15 % en monothérapie avec un risque d'hémorragies sévères *[152]*. Certains auteurs les préconisent en prophylaxie des rechutes (pendant environ six à 12 mois) *[50]* ou dès la rémission obtenue pour éviter la reprise des phénomènes thrombotiques lors de la remontée des plaquettes *[137]*. Cependant, il n'y a aucune étude prospective démontrant leur utilité dans ces deux indications. L'intérêt des antiagrégants plaquettaires est d'autant plus discuté que plusieurs observations de microangiopathie thrombotique ont été induites par la ticlopidine *[125]*.

3.5. L'héparine non fractionnée

Son utilisation repose sur des bases physiopathologiques anciennes, devant l'existence d'agrégats plaquettaires dans les petits vaisseaux avec présence de façon modérée et inconstante de PDF dans le sérum et les urines. Néanmoins, ce traitement augmente le risque hémorragique et il n'améliore ni le pronostic vital, ni le pronostic rénal *[132]*.

3.6. La splénectomie

Elle est proposée pour les MAT multirésistantes et permet de prévenir les rechutes *[112]*. Elle doit être faite lorsque les patients sont en rémission complète *[136]*. Elle serait indiquée dans les cas de MAT réfractaire aux EP *[137]*. Elle permettrait une disparition de l'inhibiteur de la protéine de clivage des facteurs Von Willebrand dans les purpuras thrombotiques thrombopéniques aigus *[67]*.

3.7. La prostacycline

C'est un prostanoide synthétisé par la cellule endothéliale, qui a la propriété d'être le plus puissant antiagrégant plaquettaire. Une baisse de sa concentration plasmatique a été constatée dans le cas de PTT/SHU, elle serait d'origine multi factorielle:

- Sécrétion d'une prostaglandine ayant une faible biodisponibilité par les cellules endothéliales altérées *[134]*.
- Présence de facteurs inhibiteurs circulants *[102]*.
- Dégradation accélérée *[172]*.
- La réduction de la production endogène de la prostaglandine par la β- thromboglobuline qui est secrétée au cours de l'agrégation plaquettaire. *[86]*.

Cette hypothèse peut donc justifier la place de la prostacycline dans le traitement de PTTT/SHU surtout à la phase aiguë *[152]*. Cependant, ce traitement s'est révélé efficace pour quelques cas de PTT *[77]*, et d'efficacité non prouvée dans d'autres cas *[23]*. En effet vu son instabilité chimique, et sa demi vie courte il est loin d'être comme le traitement idéal. Pour pallier à ces inconvénients, l'Iloprost, un analogue stable de la prostaglandine a été proposé *[75]*. L'efficacité de ce traitement a été confirmée par d'autres études *[25]*.

4. Perspectives thérapeutiques

La découverte du rôle du déficit enzymatique de la protéase ADAMTS13 dans la pathogénie des PTT laisse entrevoir de nouvelles perspectives thérapeutiques.   La protéase ADAMTS13 a été séquencée et partiellement purifiée *[111]*. Ainsi, elle pourrait être synthétisée par génie génétique dans un avenir proche *[128]*. La protéase ADAMTS 13 recombinée pourrait être proposée pour prévenir les épisodes *[111]* dans la forme familiale de PTT et dans les formes chroniques à rechutes *[56]*.

Par ailleurs, la mise en évidence d'auto-anticorps inhibiteurs de cette protéase dans la forme aiguë du PTT relance le débat sur l'utilité des traitements immunosuppresseurs *[136]*.

Finalement, la découverte du rôle majeur du déficit en facteur H du complément dans la forme familiale du SHU a mené à proposer un autre moyen thérapeutique. En effet, les transfusions de PFC (contenant le facteur H) chez les malades atteints de forme familiale de SHU n'ont pas réussi à prévenir les rechutes ou la progression de l'atteinte rénale *[149]*. Ainsi, le facteur H purifié ou recombiné peut éventuellement être un moyen thérapeutique efficace dans le cadre du déficit en ce facteur *[91]*.

VIII. PRONOSTIC

Grâce aux progrès thérapeutiques, le pronostic des MAT a été transformé ces dernières années, ce qui a permis de passer d'une mortalité dépassant 90%, à un taux de mortalité approximatif de 10 % en cas de PTT idiopathique *[144-99]*. Malgré cette nette amélioration, le pronostic du PTT reste parfois difficile à prévoir.

Une étude a rapporté la valeur pronostique de la cinétique de correction des taux de plaquettes et de LDH en début du traitement. La survie a été significativement augmentée chez les patients dont les taux de plaquettes et de LDH a commencé à se corriger au bout de 3 jours de traitement *[126]*.

D'autres part, Plusieurs études ont essayé d'établir une relation entre l'activité de l'ADAMTS13 et le pronostic des PTT. Le taux de mortalité est moins important en cas de PTT associé à un déficit majeur en ADAMTS13 *[130]*. Ce déficit en ADAMTS13 est de mauvais pronostic lorsqu'il est secondaire à la présence d'inhibiteur plasmatique à un taux élevé, rendant la plasmaphérèse inefficace *[184]*.

Finalement, Malgré une nette amélioration du taux de survie au cours de l'épisode initial dans la MAT grâce aux progrès thérapeutiques, le patient demeure exposé à long terme à de multiples complications à savoir:
- Rechutes dans 35% des cas *[147]*;
- Insuffisance rénale chronique résiduelle *[90]*;

51

- Troubles cognitifs *[56]*.

Pour le SHU typique, le taux de mortalité à la phase aiguë est inférieur à 5%. Cependant, en cas d'atteinte multiviscérale le pronostic vital est mis en jeu *[103]*. Plusieurs éléments de mauvais pronostic sont rapportés dans la littérature:

- L'âge avancé *[154]*;
- La créatininémie élevée à l'admission *[154]*;
- La prédominance de la MAT artériolaire *[82]*;.
- Le retard de prise en charge thérapeutique par rapport au début de la symptomatologie *[84]*.
- L'HTA maligne *[82]*;
- L'étiologie: les formes secondaires à la transplantation de moelle osseuse, au cancer, et à certains médicaments, sont associées à un mauvais pronostic avec une mortalité allant de 86 à 100 % *[63]*.

D'autres éléments de mauvais pronostic ont été rapportés chez l'enfant:

- L'anurie *[81]*;
- L'hyperleucocytose neutrophile *[80]*.

IX. STRATEGIE DIAGNOSTIQUE ET THEPEUTIQUE

1. Diagnostic positif

En l'absence de consensus et de test pouvant définir le diagnostic et standardiser la prise en charge du PTT/SHU, George *[90]* a proposé un modèle de référence pour poser ce diagnostic. (**Tableau N°3**)

52

Tableau 3: Les critères diagnostic du PTT/SHU

Critères primaires

- Thrombopénie périphérique
- Anémie microangiopathique (hémolyse aiguë avec présence de schisocytes, signe de régénération et test de Coombs direct négatif).
- Aucune étiologie alternative à l'anémie et à la thrombopénie.

Autres signes cliniques

- Atteinte rénale: protéinurie, hématurie (signes les plus communs); oligurie et anurie (moins fréquemment).
- Atteinte neurologique
- Troubles digestifs (nausées, vomissements, diarrhée et douleurs abdominales)
- fièvre

Les critères primaires sont la thrombopénie et l'anémie microangiopathique. Cependant, dans quelques cas l'anémie peut manquer dans la présentation clinique initiale et apparaît, secondairement. De plus, la recherche des schisocytes peut être négative initialement [58]. Les taux de LDH sont souvent élevés, reflétant un état d'hémolyse mais pouvant être rapportés aussi à une souffrance tissulaire diffuse [90], pour cela la présence d'autres signes cliniques est en faveur du diagnostic (atteinte rénale, atteinte neurologique, troubles digestifs).

Face à ces troubles il faut éliminer une étiologie alternative. C'est l'exemple du tableau des anémies mégaloblastiques, qui peut associer des manifestations neurologioques, une thrompbopénie, une anémie caractérisée par une schisocytose et des taux élevés de LDH. D'autres maladies peuvent partager avec le PTT/SHU les manifestations cliniques telles que la préeclampsie, les maladies auto immunes et l'HTA maligne *[100]*.

En somme, on peut conclure que jusqu'à ce jour vu l'absence d'un consensus, la présence d'une anémie hémolytique microangiopathique associée à une thrombopénie de type périphérique incitent à penser au diagnostic de PTT/SHU. La présence d'autres manifestations organiques (troubles neurologiques, fièvre, atteinte rénale, et digestive) sont des éléments en faveur du diagnostic et justifie à notre avis le début d'un traitement spécifique en dehors d'une contre indication.

2. Prise en charge thérapeutique

L'urgence thérapeutique posée par le SHU/PTT, impose un diagnostic précoce, tout en étant vigilant sur la possibilité d'une étiologie alternative.

Ceci mène à une modification de l'approche diagnostique, et suggère que l'association d'une anémie hémolytique microangiopathique et d'une thrombopénie est suffisante pour initier le traitement *[144]* en l'absence d'une étiologie alternative.

Si ces deux troubles surviennent chez l'enfant dans un contexte de diarrhées prodromiques, le premier diagnostic à évoquer est le SHU typique post diarrhéique. Dans ce cas le traitement repose sur un traitement symptomatique. Mais la survenue de ces troubles chez l'enfant, en dehors du contexte diarrhéique ou chez l'adulte, impose la plasmathérapie le plutôt possible, associée à un traitement symptomatique adéquat. Cette plasmathérapie consiste en des échanges plasmatiques quotidiens ou des perfusions de plasma à 30 ml/Kg/j initiales relayées par des échanges plasmatiques. La réponse au traitement sera jugée sur la normalisation du taux des plaquettes (>150000 élts/mm^3) pendant au moins 48 heures *[41]*. Il faut aussi veiller à ce que le taux de LDH soit en baisse.

Le traitement d'un éventuel facteur déclanchant est indispensable *[43]*.

Si la plasmathérapie est efficace, on procède à une décroissance très progressive des doses de plasma. Cependant, en l'absence d'amélioration du nombres des plaquettes après 5 jours du traitement *[41]*, des échanges plasmatiques biquotidiennes peuvent être réalisés en association à des injections hebdomadaires de vincristine (1.5 à. 2 mg/semaine pendant 3 à 4 semaines) *[79-181]*. Des perfusions d'immunoglobulines polyvalentes ont été rapportées efficaces *[182]*. En l'absence de réponses chez les patients présentant des signes neurologiques, malgré un traitement intensif par échanges plasmatiques, un traitement par cyclophosphamide peut être proposé *[21]*.

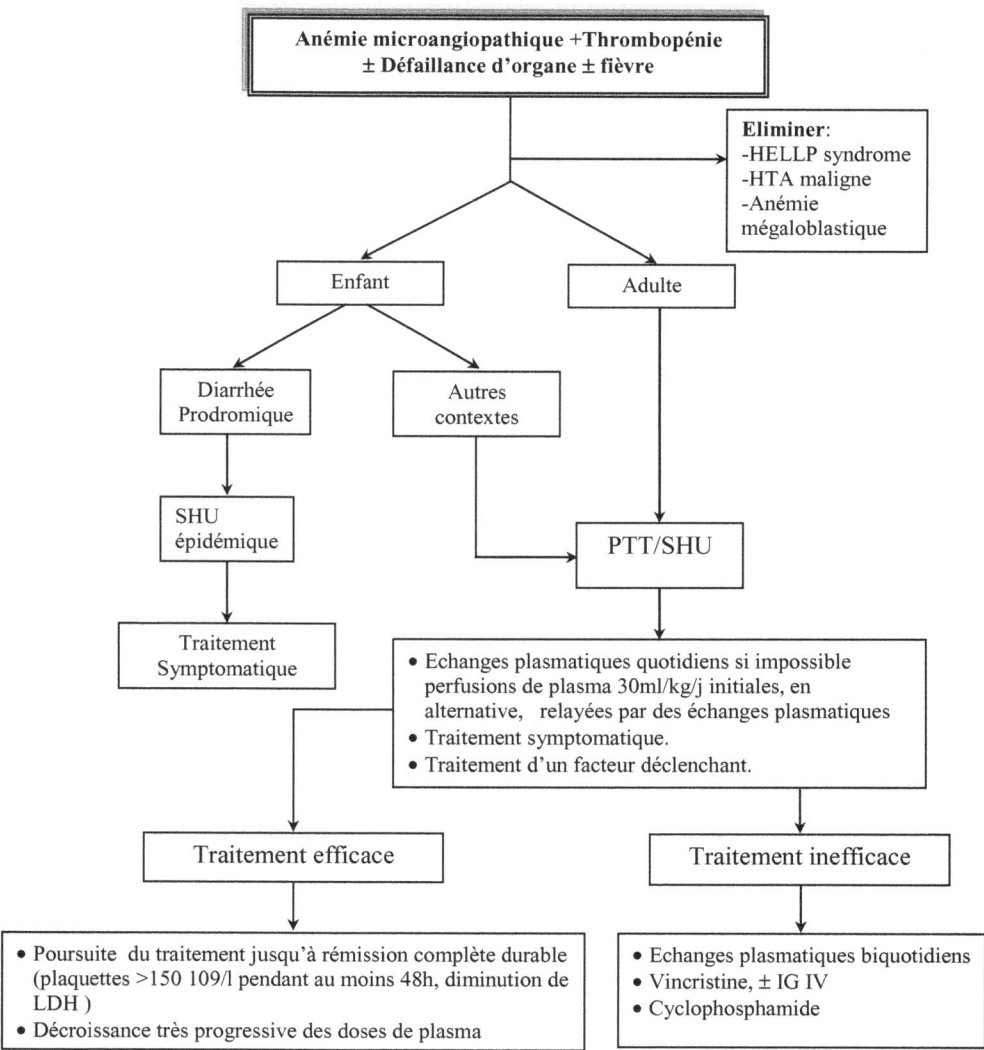

Figure2: Schéma de prise en charge thérapeutique en cas de PTT/SHU

X. CONCLUSION

– Le terme de microangiopathie thrombotique (MAT) regroupe plusieurs pathologies qui se caractérisent par l'association d'une anémie hémolytique mécanique et d'une thrombopénie périphérique. C'est une entité dont l'incidence reste jusqu'à ce jour sous estimée. Le syndrome hémolytique et urémique (**SHU**) et le purpura thrombotique thrombocytopénique (**PTT**) sont les deux formes classiques des MAT. Le tableau clinique est souvent trompeur. Le pronostic est auparavant réservé mais, grâce à une meilleure compréhension des mécanismes physiopathologiques de ces deux pathologies, et aux progrès thérapeutiques, dont la plasmaphérèse, réalisés dans ce domaine, le pronostic de cette pathologie a été transformé.

Ainsi, cette revue de la littérature nous pensons que la MAT reste une maladie peu fréquente, sous estimée et d'étiologies multiples. C'est pourquoi il faut y penser devant toute bicytopénie (anémie hémolytique et une thrombopénie), et demander un bilan qui doit comporter:

- Une numération et formule sanguine complète avec réticulocytes;
- Une recherche des schizocytes;
- Un bilan d'hémolyse complet (BL, dosage de l'haptoglobine, dosage des LDH, dosage du fer sérique);
- Un Test de Coombs;
- Une ponction sternale afin de confirmer l'origine périphérique de la thrombopénie.

- Un dosage de l'activité de l'ADAMTS 13.
- Un dosage des Ac anti ADAMSTS13.
- Un bilan rénal complet avec recherche de protéinurie.

La présence de fièvre, de manifestations neurologiques et de manifestations digestives complète le tableau clinique. Une fois le diagnostic confirmé, la prise en charge thérapeutique comporte deux volets: un traitement symptomatique et un traitement étiopathogénique reposant essentiellement sur l'apport de PFC et la plasmaphérèse (en dehors du SHU typique de l'enfant). Finalement, la mortalité ait nettement baissé ces dernières années, Une meilleure connaissance de cette entité et la sensibilisation des médecins, ainsi que le développement des moyens diagnostiques biologiques pourraient améliorer le pronostic de cette affection.

1.BAHLOUL M, DAMMAK H, KALLEL H, KHLAF-BOUAZIZ N, BEN HAMIDA C, CHAARI A, CHELLY H, REKIK N, BOUAZIZ M.
[Thrombotic microangiopathies. Incidence, pathogenesis, diagnosis, treatment and prognosis]. J Mal Vasc. 2007 Apr;32(2):75-82. Review. French.

2. BAHLOUL M, BEN HAMIDA C, DAMMAK H, CHAARI L, KALLEL H, CHELLY H, REKIK N, BOUAZIZ M. [Thrombotic microangiopathies in the intensive care unit]. Ann Fr Anesth Reanim. 2006 Aug;25(8):820-7. Epub 2006 Jul 20. French.

3. ALON U, ADLER SP, CHAN JC.,
Hemolytic uremic syndrome associated with Streptoccus pneumoniae: report of case and reviewted of the literature.
Am J Dis Child 1984;138:496-9

4. ALOULOU B.,
Le syndrome hémolytique et urémique de l'adulte « à propos de 9 cas ».
Thése FMS 2002.

5. ALPERT LI.,
Thrombotic thrombocytopenic purpura and systemic lupus erythematosus. Report of case with immunofluorescence investigation of vascular lesions.
J.Mount. Sinaï Hosp. N.Y 1968; 35: 165.

6. AMIGO MC, GARCIA-TORRES R, ROBIES M, and al.,
Renal involvement in primary antiphospholipid syndrome.
J. Rheumatol 1992; 19: 1181-1185.

7. AMOROSI E.L AND ULTMANN J.E.,
Thrombotic thrombocytopenic purpura: report of 16 cases and review of the literature. Medicine 1966;45: 139-159.

8. ANDREOLI S.P., TRACHTMAN H., ACHESON D.W, SIEGLER R.L.and OBRIG T.G.,
Hemolytic uremic syndrome: epidemiology, pathophysiology, and therapy.
Pediatr Nephrol 2002;17: 293-298.

9. ANTONELLA LATTUADA, EDOARDO ROSSI, CINZIA CALZAROSSA et al.,
Mild to moderate reduction of a Von Willebrand factor cleaving protease (ADAMTS -13) in pregnant women with HELLp microangiopathic syndrome.
Haematologica journal of hematology 2003; 88 (09):1029-34.

10. ANTUNES I.,

Hemolytic- Uremie Syndrome induced by pentostatin in patient with cutaneous T cell- lymphoma.
Dermatology 1999; 198: 179-180.

11. ARYA M, ANVARI B, ROMO GM, et al.,
Ultra-large multimers of Von Willebrand factor form spontaneous high-strength bonds with the platelet GP Ib-IX complex: studies using optical tweezers.
Blood. 2002; 99:3971-3977.

12. BACHMEYER C., BLANCHE P., SERENI D. et al.,
Thrombotic thrombocytopenic purpura and haemolytic uraemic syndrome in HIV-infected patients.
AIDS 1995; 9:532-533.

13. BAEHR G., KLEMPERER P. AND A. SCHIFRIN.,
An acute febrile anemia and thrombocytopenic purpura with diffuse platelet thrombosis of capillaries and arterioles.
Transfus Assoc Am Physicians 1936; 51: 43-43.

14. BAHLOUL M, BEN HAMIDA M, BEHLOUL W. et al.,
Le syndrome hémolytique et urémique secondaire à une envenimation scorpionique (à propos de 2 cas).
Nephrologie. 2004; 25(2):49-51.

15. BANDARENKO N. MEMBERS OF THE UNITED STATES THROMBOTIC THROMBOCYTOPENIC PURPURA STUDY APHERESIS GROUP AND M.E. BRECHER,
Multicenter survey and retrospective analysis of current efficacy of therapeutic plasma exchange.
J. Clin. Apheresis1998; 13:133-141.

16. BECQUEMONT L, THERVET E, RONDEAU E, and al.,
Systemic and renal fibrinolytic activity in a patient with anticardiolipin symdrome and renal thrombotic micro-angiopathy.
Am J. Nephrol 1990; 10: 254-258.

17. BELL W., H. BRAINE, NESS P. and KICKLER T.,
Improved survival in thrombotic thrombocytopenic purpura hemolytic uremic syndrome: clinical experience in 108 patients.
N Engl J Med 1991;325: 398-403.

18. BELL W.R., CHULAY J.D. and FEINBERG J.E.,

Manifestations resembling thrombotic microangiopathy in patients with advanced human immunodeficiency virus (HIV) disease in a cytomegalovirus prophylaxis trial (ACTG 204), Medicine 1997;76: 369-380.

19. BENNETT C.L., CONNORS J.M., CARWILE J.M., MOAKE J.L., BELL W.R. and TARANTOLO S.R. et al.,
Thrombotic thrombocytopenic purpura associated with clopidogrel,
N. Engl. J. Med. 342 (2000), pp. 1773-1777.

20. BESSIE A Y, CHRISTOPHER LM, CHARLES E and al.,
Cyclosporine-associatedthrobotic microangiopathy hemolytic-uremic syndrome following kidney and kidney pancreas transplantation.
Am. J. Kid. Dis 1996; 28: 561-571.

21. BIRD JM, CUMMINS D, MACHIN SJ.,
Cyclophosphamide for chronic relapsing thrombotic thrombocytopenic purpura.
Lancet 1990; 2: 565-6

22. BOBBIO-PALLAVICINI E., PORTA C., BROCCHIERI A., SAPORITI A. AND TACCONI F.,
Ocular involvement in acute thrombotic thrombocytopenic purpura.
Haematologica 1995; 80:194-195.

23. BOBBIO-PALLAVICINI E., PORTA C., TACCONI F., GUGLIOTTA L., CENTURIONI R. et al.,
The Italian Cooperative Group for Thrombotic Thrombocytopenic Purpura,
Intravenous prostacyclin (as epoprostenol) infusion in thrombotic thrombocytopenic purpura. Haematologica 1994; 79: 429-437.

24. BOCCIA RV., GELMAN EP, BAKER CC and al.
Hemolytic urémie syndrome with the acquired immunodeficiency syndrome.
Ann. Intern. Med 1984; 101: 716.

25.BONOMINI V., FRASCA G.M, RAIMONDI C. et al.
Effects of a new antithrombotic agent (defibrotide) in acute renal failure due to thrombotic microangiopathy.
Nephron 1985; 40: 195-200.

26. BONSER RS, ADU D, FRANKLIN L, MC MASTER P.,
ciclosporin induced hemolytic-uremic syndrome in liver allograft recipient.
Lancet 1984; 2: 1337.

27. BOYER-NEUMANN C.,

Hémostase et grossesse,
EMC-Hématologie 2005; 01: 001.

28. BRAIN M.C., DACIE J.V. AND HOURIHANE D.,
Microangiopathic hemolytic anemia: The possible role of vascular lesions in pathogenesis,
Br J Haematol 1962; 8: 358-374.

29. BRANDT, WONG C, MIHM S., ROBERTS J., SMITH J. AND BREWER E. et al.,
Invasive pneumococcal disease and hemolytic uremic syndrome,
Pediatrics 2002;110: 371-376.

30. BROWN RC, BLECHER TE, FRENCH EA, TOGHILL PJ,
Thrombotic thrombocytopenic purpura after influenza vaccination.Letter.
Br. Med. J 1973; 2(5861): 303.

31. BURKLAND T, ANNETTE S, INGMAR S and al.,
Outcome and prognostic déterminants in the hemolytic-uremic syndrome of children.
Nephron 1994; 68: 63-70.

32. BYRNES JJ, KHURANA M.,
Treatment of thrombotic thrombocytopenic purpura with plasma.
N. Engl. J. Med 1977; 297: 1386-1389.

33. BYRNES JJ, MOAKE JL.,
TTP subsequent to acute myelogenous leukemia chemotherapy.
Am. J. Hemato. 1986; 21: 299.

34. CABRERA GR, FORTENBERRY JD, WARSHAW BL, CHAMBLISS CR.,
Hemolytic uremic syndrome associated with invasive Streptoccus pneumoniae infection. Pediatrics 1998;101:699-703.

35. CALDERWOOD SB, ACHESON D, KEUSCH G, BARRETT J, GRIFFIN PM, STROCKBINE A, et al.,
Proposed new nomenclature for SLT [VT] family.
ASM NEWS 1996; 62: 118-9.

36. CARL WEINER P.,
Thrombotic microangiopathy in Pregnancy and the postpartum period.
Seminars in Hematology. 1987; 24: 119-129.

37. CHAMOUNI P., LENAIN P. et al.,

Difficulties in the management of an incomplete form of refractory thrombotic thrombocytopenic purpura, the usefuless of vincristine.
Transfusion science 2000: 101-106.

38. CHERIN P., BRIVET F., TERTIAN G. et al.,
Purpura thrombocytopenique thrombotique récidivant associé à un cancer prostatique. Une observation.
Presse Med 1991; 20: 1073-1077.

39. CHRISTIAN DUVIC, DAMIEN SARRET, GILLES COUTANT et al.
Syndrome Hémolytique et urémique secondaire à la mitomycine C: guérison à long terme. Ann Med. Interne 2000; 151: 70-73.

40. COFFMAN T.M., CARR D.R., YARGER W.E. AND KLOTMAN P.E.
Evidence that renal prostaglandin and thromboxane production is stimulated in chronic cyclosporine nephrotoxicity,
Transplantation 1987; 43: 282-285.

41. COPPO P, VERNANT J. P., VEYRADIER A., FREMEAUX-BACCHI V, et al.,
Purpura thrombotique et autres syndromes de microangiopathie thrombotique.
EMC- Hématologie 2005; 2: 14-34.

42. COPPO P, BENGOUFA D, VEYRADIER A, WOLF M, et al.
Severe ADAMTS13 deficiency in adult idiopathic thrombotic microangiopathies defines a subset of patients characterized by various autoimmune manifestations, lower platelet cout and mild renal involvement.
Medicine 2004; 83: 233-44.

43. CREAGER AJ, BRECHER ME, BANDARENKO N.,
Thrombotic thrombocytopenic purpura that is refractory to therapeutic plasma exchange in two patients with occult infection.
Transfusion 1998;38:419-23.

44. DASHE J.S., RAMIN S.M. AND CUNNINGHAM F.G.,
The long-term consequences of thrombotic microangiopathy (thrombotic thrombocytopenic purpura and hemolytic uremic syndrome) in pregnancy.
Obstet Gynecol 1998; 91: 662-668.

45. DEKKER A, O'BRIEN ME, CAMMARATA RJ.,
The association of thrombotic thrombocytopenic purpura with systemic lupus erythematous.
Am. J. Med. Sci 1974; 267: 243.

46. DESCHENES G., VEYRADIER A., CLOAREC S., BENOIT S., DESBOIS I. AND GRUEL Y. et al.,
Plasma therapy in Von Willebrand factor-cleaving protease, Pediatr. Nephrol. 2002; 17: 867-870.

47. DESRAME J., DUVIC C., BREDIN C., BECHADE D. et al.,
Syndrome hémolytique et urémique secondaire à la gemcitabine: à propos de six observations et revue de la littérature.
La revue de médecine interne 2005; 26: 179-188.

48.DEXIT R, KRIEG AR, ATKINSON JP.,
Thrombotic thrombocytopenic purpura developping during pregnancy in a C2-deficient patient with a history of systemic lupus erythematosus.
Arthritis and Rheumatism 1985; 28: 341-344.

59. DOMRONGHITCHAIPORN S, CAMERON EC, JETHA N. and al.,
Renal microangiopathy in the primary antiphospholipid syndrome: A case report with literature review.
Nephron 1994, 68: 128-132.

50. DOUZINAS E.E., MARKAKIS K., KARABINIS A., MANDALAKI T., BILALIS D. and FESSAS P.,
Early plasmapheresis in patients with thrombotic thrombocytopenic purpura.
Crit Care M 1992; 20: 57-61.

51. DREYFUS B., CORDONNIER C., VERNAUT JP.,
Anémies hémolytiques extracorpusculaires non immunologiques. In: Breton-Gorius J, Reyes F, Rochant H, Rosa J, Vernant JP, Eds. L'hématologie de Bernard Dreyfus.
Flammarion Médecine-Sciences; 1992.: 514-5.

52. DUCLOUX D, REBIBOU J.M, SERNHOUN-DUCLOUX S, JARNALI M,FOURNIER V AND BRESSON-VAUTRIN C et al.,
Recurrence of hemolytic uremic syndrome in renal transplant recipients,
Transplantation 1998; 65: 1405-1407.

53. DUNEA G, NUERMCKE C.,
Thrombotic thrombocytopenic purpura with acute renal failure.
Am.J. Med 1966; 41: 1000-1006.

54. EGERMAN R.S., WITLIN A.G., FRIEDMAN S.A. AND SIBAI B.M.,
Thrombotic thrombocytopenic purpura and hemolytic uremic syndrome in pregnancy: review of 11 cases.
Am J Obstet Gynecol 1996; 195: 950-956.

55. ERICKSON IC,   SMITH WS,   BISWAS AK, CAMARACA MA.WAECKER NJ.,
Streptococcus pneumonie-induced hemolitic uremic syndrome: a case for early diagnosis,
Pediatr Nephrol 1994; 8: 211-3.

56. EVAN SADLER J, MOAKE JL., TOSHIYUKI MIYATA and JAMES N. GEORGE.,
Recent Advances in Thrombotic Thrombocytopenic Purpura.
The american Society of Hematology 2004: 207-23.

57. EZRA Y, ROSE M, ELDOR A.,
Therapy and prevention of thrombotic thrombocytopenic purpura during pregnancy: a clinical study of 16 Pregnancies.
Am J Hematol 1995; 51:1-6.

58. FAVA S, GALIZIA AC.,
Thrombotic thrombocytopenic purpura-like syndrome in the absence of schistofcytes.
Br J Haematol. 1995;89:643-644.

59. FERRARIS JR, RAMIREZ JA, RUIZ S, et al.,
Shiga toxin-associated hemolytic uremic syndrome: absence of reccurrence after transplantation.
Pediatr Nephrol 2002; 17: 809-814.

60. FESSLER BJ.,
Thrombotic syndromes and autoimmune dioseases.
Dis. Clin. N. Am; 23 (1997), pp.461-479.

61. FONG JSC, KAPLANBS,
Impairement of platelet aggravation in hemolylic uremic syndrome: evidence for platelet « exhaustion ».
Blood 1982; 60: 564-570.

62. FORSYTH KD, SIMPSON AC, FITZPATRICK MM et al.,
Neutrophil-mediated endothelial injury in hemolytic uremic syndrome.
Lancet 1989; 2: 411- 414.

63. FUGE R, BIRD JM, FRASER A, et al.,
The clinical features, risk factors and outcome of thrombotic thrombocytopenic purpura occurring after bone marrow transplantation.
Br J Haematol. 2001;113:58-64.

64. FURLAN M., ROBLES R., GALBUSERA M., et al.,
Von Wil-lebrand factor-cleaving protease in thrombotic thrombocytopenic purpura and the hemolytic-uremic syndrome.
N Engl J Med. 1998;339:1578-1584.

65. FURLAN M., ROBLES R., SOLENTHALER M., LAMMLE B.,
Acquired deficiency of Von Willebrand factor-cleaving protease in a patient with thrombotic thrombocytopenic purpura.
Blood 1998; 91: 2839-46.

66. FURLAN M., ROBLES R. and LÄMMLE B.,
Partial purification and characterization of a protease from human plasma cleaving Von Willebrand factor to fragments produced by in vivo proteolysis,.
Blood 1996; 87: 4223-4234.

67. FURLAN M., ROBLE R.S, GALBUSERRA M., REMUZZI G., KYRLE P., BRENNER B. et al.,
Von Willebrand factor-cleaving protease in thrombotic thrombocytopenic purpura and the hemolytic-uremic syndrome.
N Engl J M 339 (1998), pp. 1578-1584.

68. GAGNADOUX MF, BROYER M, HABIB R.
Le syndrome hémolytique urémique chez l'enfant. In: GOULON M, RAPIN M. Réanimation et Médecine d'Urgence.
Paris expansion scientifique française: 979. 23.

69. GASSER C., GAUTIER E., STECK A., SIEBENMANN R.E and OECHSLIN R.
Hämolytish-uramische syndrome: bilaterale Nierenrindennekrosen bei akuten erworsenen hämolytischen Anämien, Schweiz.
Med. Wochenschr. 1955; 85: 905-09.

70. GAVRAS H., BROWN WCB, BROWN JJ. and al.,
Microangiopathic hemolytic anemia and the development of the malignant phase of hypertension
Circ. Res 1971; 28: 127.

71. GOLDSTEIN MH, GRIBETZ D et CHURG J.,
Le syndrome hémolytique et urémique et le purpura thrombotique thrombocytopénique. In HAMBERGER J, CROSNIER J, Ed flammarion 1979: 896-911.

72. GOODMAN A, RAMOS R, PETRELLI M and al.,
Gingival biopsy in thrombotic thrombocytopenic purpura
Ann. Intern. Med 1978; 89: 501.

73. GOODMAN DJ., WALKER RG., BIRCHALL IE, and al.,
Recurrent hemolytic-uremic syndrome in a transplant recipient on orthoclone OKT3.
Pediatr. Nephro 1991; 5: 240-241.

74. GORDEN LI, KWAAN HC.,
Cancer and drug associated thrombotic thrombocytopenic purpura and hemolytic uremic syndrome.
Semin Hematol 1997;34:140-7.

75. GRANT S.M. and K.L.,
Iloprost, a review of its pharmacodynamic and pharmacokinectic properties and therapeutic potential in peripheral vascular disease, myocardial ischaemia and extracorporeal circulation procedures.
Drugs 199; 43: 884-924.

76. GUIDET B., KORACH JM., BERGER P. et le groupe Coopératif français,
Echanges plasmatiques en réanimation.
Conférences d'actualisation 1996: 533-42.

77. GUILPA G., TRONO D., AUDETAT F. et al.,
Purpura thrombotique thrombopenique traitee par la prostacycline.
Schweiz Med Wochenschr 1986; 116: 647-651.

78. GUNDULA HEBISCH, MD, MONYA TODESCO BERNASCONI,MD, JUERG GMUIER et al.,
Pregnancy-associated recurrent hemolytic uremic syndrome with fetal thrombotic vasculopathy in the placenta.
Am J Obstet Gynecol 2001;185:1265-6.

79. GUTTERMAN L.A. AND STEVENSON T.D,
Treatment of thrombotic thrombocytopenic purpura with vincristine.
JAMA 1982; 247: 1433-1437.

80. GUY HN.,
Hemolytic-uremic syndrome/thrombotic thrombocytopenic purpura: physiopathology and treatment.
Kidney Int 1998; 53, suppl 64: 45-49.

81. HABIB R.,
Le syndrome hémolytique et urémique. In, ROYER P, HABIB R,
Néphrologie Pédiatrique. Flammarion Médecine Sciences Paris.
3ème édition 1983: 401-413.

82. HAMDINI N, MAKDASSR R, TRIBOUT B, DE CAGNY B, WESTEEL PF, FOURNIER A.,
Purpura thrombotique thrombocytopénique et syndrome hémolytique et urémique de l'adulte, à propos de 27 observations.
Ann Med Intern 1997; 148: 346-355.

83. HELLSTROM H.R., NASH E.C. AND FISCHER E.R.
Thrombotic thrombocytopenic purpura as a cause of massive gastrointestinal hemorrhage, report of a case.
Gastroenterology 1959; 36: 132-136.

84. HENON P.,
Traitement du purpura thrombotique thrombopénique.
Presse Méd 1991; 20: 1761-1767.

85. HOLLER E, KOLB HJ, HILLER E et al.,
Microangiopathy in patients on cyclosporine prophylaxis who developed acute graftversus-host disease after HLA-identical bone marrow transplantation.
Blood 1989; 73 7: 2018-2024.

86. HOPE W., MARTIN T.J., CHESTERMAN C.N. AND MORGAN F.J.,
Human β- thromboglobulin inhibits PGI2 production and binds to a specific site in bovine aortic endothelial cells.
Nature 1979; 282: 210-212.

87. HOSLER G.A., . CUSUMANO A.M AND HUTCHINS G.M.,
Thrombotic thrombocytopenic purpura and hemolytic uremic syndrome are distinct pathologie entities.A review of 56 autoppsy cases.
Arch Pathol Lab Med 2003; 127: 834-839.

88. HYMES K.B. AND KARPATKIN S.,
Human immunodeficiency virus infection and thrombotic microangiopathy.
Semin Hematol 1997; 34: 117-125.

89. JACKSON B, CLARKSON AR, AR, SEYMOUR AE.,
The heimolytic uremic syndrome and oral contraceptives,
Aust.NZ.J. Med 1976; 6: 580-582.

90. JAMES N. GEORGE.,
How I treat patients with thrombotic thrombocytopenic purpura-hemolytic uremic syndrome
Blood 2000; 96: 1223-1229.

91. JOEL L. MOAKE, M.D.,
Thrombotic Microangiopathies.
N Engl J Med, 2002; 347: 8.

92. KARMALI MA, STEELE B.T, PETRIC M, LIM C.,
Sporadic cases of hemolytic uremie syndrome associated with fecal cytotoxin and cytotoxin producing E. coli in stools.
Lancet 1983; i: 619-620.

93. KELLES A, VAN DYCK M, PROESMANS N.,
Childhood haemolytic uremic syndrome: long-term outcome and prognostic features.
Eur J Pediatr 1994; 153: 38-42.

94. KENNEDY S.S, ZACHARSCKI L.R AND BECK J.R.,
Thrombotic thrombocytopenic purpura: analysis of 48 unselected cases.
Semin. Thromb. Hemost. 1980; 6 4: 341-349.

95. KIYOKAWA N, TAGUCHI T, MORI T, UCHIDA H, SATO N, TAKEDA T, FUJIMOTO J.,
Induction of apoptosis in normal human renal tubular epithelial cells by Escherichia coli Shiga toxins 1 and 2.
J Infect Dis 1998; 178: 178-184.

96. KOKAME K, MATSUMOTO M, SOEJIMA K, YAGI H, ISHIZASHI H AND FUNATO M et al.,
Mutations and common polymorphisms in ADAMTS 13 gene responsible for Von Willebrand factor-cleaving protease activity,
Proc. Natl. Acad. Sci. USA 2002; 99: 11902-11907.

97. KWAAN H.C.,
Clinopathologic features of thrombotic thrombocytopenic purpura.
Semin Hematol 1987; 24: 71-81.

98. LAHLOU A, LANG P, CHARPENTIER, BARROU B, GLOTZ D AND BARON C. et al.,
Hemolytic uremic syndrome. Recurrence after renal transplantation. Groupe coopératif de l'Île-de-France (GCIF),
Medicine (Baltimore) 2000; 79: 90-102.

99. LARA PN JR, COE TL, ZHOU H, FERNANDO L, HOLLAND PV, WUN T.,
Improved survival with plasma ex-change in patients with thrombotic thrombocytopenic purpura-hemolytic uremic syndrome.
Am J Med. 1999; 107: 573-579.

100. LASZIK Z, SILVA F.,
Hemolytic-uremic syndrome, thrombotic thrombocytopenia purpura, and systemic sclerosis (systemic scleroderma) Jennett JC, Olson JL, Schwartz MM, Silva FG eds: Heptinstall's Pathology of the Kidney.
Philadelphia: Lippincott-Raven; 1998:1003-1057.

101. LAU D.H. AND WUN T.,
Early manifestation of thrombotic thrombocytopenic purpura.
Am J M 1993; 95: 544-545.

102. LEVIN M, ELKON K.B, NOKES T.J.C et al.,
Inhibitor of prostacyclin production in sporadic haemolytic uraemic syndrome.
Arch Dis Child 1983; 58: 703-708.

103. LOIRAT C.,
Syndrome Hémolytique et urémique typique post- diarrhée: aspects cliniques.
Arch Pésdiatr 2001; 8 Suppl 4: 776-84.

104. MACHIN S.J, MCVERRY B.A and PARRY H.,
A plasma factor inhibiting prostacyclin-like activity in thrombotic thrombocytopenic purpura. Acta Haematol 1982; 67: 8-12.

105. MANUCCI P., VANOLI M., FORZA I., CANCIANI M.T. ANDSCORZA R.,
Von Willebrand factor cleaving protease (ADAMIS-13) in123 patients with connective tissue diseases (systemic lupus erythematosus and systemic sclerosis).
Hematologica 2003; 88: 914-918.

106. MARRIS DCH, LAWRENCE S, BRADSTOCK KF, and al.
Intraglomerular thrombosis with deoxycoformycin-reversible acute renal failure.
Clin Nephrol 1984; 21: 194-196.

107. MARTIN JN JR, FILES JC, MORRISON JC.,
Peripartal adult thrombotic thrombocytopenic purpura and hemolytic-uremic syndrome.
In: Clark SL, Cotton DB, Hankins GDV, et al., eds. Critical care obstetrics. 2nd ed. Boston, MA: Blackwell Scientific, 1991: 464-83.

108. MILLER JM JR, PASTOREK JG II.,
Thrombotic thrombocytopenic purpura and hemolytic uremic syndrome in pregnancy.
Clin Obstet Gynecol 1991; 34: 64-71.

109. MIRALBALL R, BIERI S, MERMILLOD B et al.,
Haemolytic uraemic syndrome after bone marrow transplantation: an adverse affect of body irradiation?
Bone Marrow transplantation 1996; 3: 579-585.

110. MOAKE J.L, RUDY C.K ANDTROLL I.H.,
Unusually large plasma factor VIII: Von Willebrand factor multimers in chronic relapsing thrombotic trombocytopenic purpura.
N Engl J M 1982; 307: 1432-1435.

111. MOAKE JL.,
Thrombotic microangiopathies.
N Engl J Med. 2002; 347: 589-600.

112. MODIC M, ERNEL P and ZVER S.,
Splenectomy: the last option opf immunosupressive therapy in patients with chronic or relapsing idiopathic thrombotic thrombocytopenic purpura?
Transplantation Proceedings. 2002; 34: 2953-2954.

113. MONNENS L.A and RETERA R.J.,
Thrombotic thrombocytopenic purpura in a neonatal infant.
J. Pediatr. 1967; 71: 118-123.

114. MONTEAGUDO J, PEREIRA A, REVERTER JC and al.,
Thrombin generation and fibrinolysis in the thrombotic thrombocytopenic purpura and the hemolytic-uremic syndrome.
Thromb Haemost 1991; 66: 515-519.

115. MOREL-MAROGER L, KANFER A, SOLEZ K, SRAER JD, RICHET G.,
Importance of vascular lesions in acute renal failure with microangiopathic hemolytic anemia (hemolytic-uremic syndrome): clinicopathologic study in 20 adults.
Kidney. Int. 1979; 15: 548-558.

116. MORRISON J and MCMILLAN R.,
Elevated platelet-associated IgG in thrombotic thrombocytopenic purpura.
JAMA 1977; 238: 1944-1945.

117. MOSCHOWITZ, E.,
An acute febrile pleiochromic anemia with hyaline thrombosis of the terminal arterioles and capillaries: an undescribed disease.
Arch Intern M 1925; 36: 294-310.

118. NATARO JP, KAPER JB.,
Diarrheagenic Escherichia coli.
Clin Microbiol Rev 1998; 11: 142-201.

119. NEILD GH.,
Haemolytrc-uraemîc syndrome in practice.
Lancet 1994; 343: 398-401.

120. NEILD HG.,
Hemolytic uremie syndrome (including disseminated intravascular coagulation and thrombotic thrombocytopenic purpura).
In: DAVISON AM, CAMERON JS, GRUNFELD JL, RITZ E, WINEARLS CG, eds Oxford textbook of clinical nephrology, Oxford University Press. 1992: 1041-1060.

121. NORIS M, BRIOSCHI S, CAPRIOLI J, TODESCHINI M, BRESIN E AND PORRATI F et al.,
Familial haemolytic uraemic syndrome and an MCP mutation,
Lancet 2003; 362: 1542-1547.

122. O'BRIEN A.D., LIVELY T.A, CHEN M.E., ROTHMAN S and FORMAL F.B.,
Escherichia coli O157: H7 strains associated with haemorrhagic colitis in the United States produce a Shigella dysenteriae. I. (Shiga) like cytotoxin.
Lancet 1983; 1: 702.

123. OBERHOLZER C., OBERHOLZER A., CLARE-SALZLER M. and MOLDAWER L.L.,
Apoptosis in sepsis: a new target for therapeutic exploration.
FASEB J 2001; 15: 879-892.

124. OGBORN M, CROCKER J, BARNARD D.,
Plasma therapy for severe hemolytic-uremic syndrome in children in atlantic Canada.
Can. Med. Assoc. J 1990; 143: 1323-1326.

125. PAGE Y, TARDY B, ZENI F. et al.,
Thrombotic thrombocytopenic purpura related to ticlopidine.
Lancet 1991; 337: 774-776.

126. PATTON J.F, MANNING K.R, CASE D AND OWEN J.,
Serum lactate dehydrogenase and platelet count predict survival in thrombotic thrombocytopenic purpura.
Am. J. Hematol. 1994; 47: 94-99.

127. PETER ZIPFET F.,
Hemolytic uremic syndrome: how do factor H mutants mediate endothelial damage?
Trends in Immunology 2001; 22: 345-348.

128. PLAIMAUER B, ZIMMERMANN K, VOLKEL D, et al.,
Cloning, expression, and functional characterization of the Von Willebrand factor-cleaving protease (ADAMTS13).
Blood. 2002; 100: 3626-3632.

129. PRAPROTNIK S, BLANK M, LEVY Y, TAVOR S, BOFFA M.C and WEKSLER B et al.,
Anti-endothelial cell antibodies from patients with thrombotic thrombocytopenic purpura specifically activate small vessel endothelial cells,
Int. Immunol. 2001; 13: 203-210.

130. RAIFE TJ, ATKINSON B., MONTGOMERY RR, VESELY SK, FRIEDMAN K.,
Severe deficiency of VWF-cleaving protease (ADAMTS13) activity defines a distinct population of thrombotic microangiopathy patients.
Transfusion. 2004; 44: 146-150.

131. RAVANDI-KASHANI F.,
Thrombotic microangiopathy associated with interferon therapy for patient with chronic myelogenous leukemia.
Cancer 1999; 85: 2583-2588.

132. REMUZZI G, RUGGENENTI P.,
Plasma manipulation in hemolytic uremic syndrome and thrombotic thrombocytopenic purpura.
Ann. Med. Int 1992; 143: 19-26.

133. REMUZZI G, RUGGENENTI P, BERTAN T.,
Thrombotic microangiopathies.In: Tisher CC, brenner BM, editors.
Renal pathology, 2nd ed. Philadelphia, PA: J.B. Lippincott, 1994, pp. 1154-84.

134. REMUZZI G., MECCA G., LIVIO M., DE GAETANO G., DONATI M.B., PEARSON J.D. et al.,
Prostacyclin generation by cultured endothelial cells in hemolytic uremic syndrome.
Lancet 1980: 656-657.

135. REPETTO H.A.,
Epidemic hemolytic-uremic syndrome in children,
Kidney Int 1997; 52: 1708-1719.

136. RETORNAZ F, DURAND J.M, POULLIN P, LEFÈVRE P and SOUBEYRAND J.,
Le purpura thrombotique thrombocytopénique idiopathique ou syndrome de Moschowitz: actualités physiopathologiques et perspectives thérapeutiques.
Rev Med Interne 2000; 21: 777-784.

137. RETORNAZ F, SOUBEYRAND J.,
Le purpura thrombotique thrombocytopenique physiopathologie et traitement.
Réanimation 2002: 11; 330-340.

138. RETORNAZ F., SEUX V., GRAFFIN B., TISSOT-DUPONT H. and SOUBEYRAND J.,
Thrombotic microangiopathy: a complication of Hodgkin's lymphoma in an HIV-infected patient.
Eur J Intern M 2001; 12: 451-453.

139. RICHARD A, BUDDLES and DONNE RL et al.,
Factor H mutations in hemolytic uremic syndrome cluster in exons 18–20, a domain important for host cell recognition,
Am J Hum Genet 2001; 68: 485-490.

140. RIDOLFI R. and BELL W.,
Thrombotic thrombocytopenic purpura. Report of 25 cases and review of the literature. Medicine 1981; 60: 413-428.

141. RIZZONI G, CLARIS-AAPPIANI A, EDEFONTI A. et al.,
Plasma infusion for hemolytic-uremic syndrome in childrens: resultsof a multicenter controlled trial.
J. Pediatr 1988, 112; 284-290.

142. ROBERTO PISONI, GIUSEPPE REMUZZI.,
Thrombotic Microangiopathy.
Eur Jounal of Internal Medecine 2000; 11: 135-139.

143. ROCK G. A.,
Manangement of thrombotic thrombocytopenic Purpura.
Br. J. Hematol 2000; 109: 496-507.

144. ROCK G.A, SHUMAK K.H, BUSKARD N.A, BLANCHETTE V., KELTON J AND NAIR R, et al.,
Comparison of plasma exchange with plasma infusion in the treatment of thrombotic thrombocytopenic purpura.
N Engl J Med 1991; 325: 393-397.

145. ROCK G.A., SHUMAK K.H., BUSKARD N.A. et al.
Laboratory abnormalities in thrombotic thrombocytopenic purpura. Canadian Apheresis Group. Br. J.
Hematol. 1998; 103: 1031-1036.

146. ROODHOOFT A.M., MCLEAN R.H.,   ELST E. AND VAN ACKER K.J.
Recurrent haemolytic uraemic syndrome and acquired hypomorphic variant of the third component of complement,
Pediatr. Nephrol 1990;   4: 597-599.

147. ROSE M. AND ELDOR A.,
High incidence of relapses in thrombotic thrombocytopenic purpura. Clinical study of 38 patients.
Am J M 1987; 83: 437-444.

148. ROSE M., ROSE J.M. AND ELDOR A.,
The changing course of thrombotic thrombocytopenic purpura and modern therapy.
Blood 1993; 7: 94-103.

149. ROUGIER N, KAZATCHKINE MD,ROUGIER J-P. et al.
Human complement factor H deficiency associated with hemolytic uremic syndrome
J Am Soc Nephrol 1998; 9: 2318-26.

150. RUGGENEMI P, SCHIEPPATI A., BERTANI T., et al: IN SCHRIER R,GOTTSCHALK W (EDS),
Disease of the Kidney 6th ed.
Boston: Little,Brown; 1997: 1832.

151. RUGGENENTI P, NORIS M, REMUZZI G.,
Thrombolic microangiopathy,   hemolytic uremic syndrome and thrombotic thrombocytopenic purpura.
Kidney Int 2001: 60:831-46.

152. RUGGENENTI P., REMUZZI G.,
Pathophysiology and management of thrombotic microangiopathies.
J Nephrol 1998; 11: 300-10.

153. SARING S. and BRENNER B.,
Coagulation,inflammation,and pregnancycomplications,
Lancet 2004; 363: 96-97.

154. SCHIEPPARTI A., RUGGENENTIP, CORNEJO RP and al.,
Renal fonction at hospital admission as pronostic factor in adult hemolytic uremic syndrome.
J Am. Soc. Nephro 1992; 2: 1640-1644.

155. SCHNEPPENHEIM R,BUDDE U., OYEN F., ANGERHAUS D., AUMANN V., DREWKE E. et al.,
Von Willebrand factor cleaving protease and ADAMTS13 mutations in childwood TTP. Blood 2003; 101: 1845 -50.

156. SCHULMAN I., PIERCE M., LUKENS A., CURRIMBHOY Z., STUDIES ON THROMBOPOEISIS.,
A factor in normal human plasma required for platelet production; chronic thrombocytopenia due to its deficiency.
Blood 1960; 16: 943-57.

157. SCHULTZ DR, ARNOLD PI, JY W, VALANT PA, GRUBER J, AHN YS, et al.,
Anti-CD36 autoantibodies in thrombotic thrombocy-topenic purpura and other thrombotic disorders: identification of an 85-kD form of CD36 as a target antigen.
Br J Haematol 1998;103: 849 -57.

158. SHULMANH,
Nephrotoxicity of ciclosporin A after allogenic marrow-transplantation: «glomerular thrombose and tubular injury ».
N, Engl. J. Med 1981; 305: 1392-1395.

159. SIMON M, CLEARY TG, HERNANDEZ JD, ABBOUD HE,
Shiga toxin 1 elicits diverse biologic responses in mesangial cells.
Kidney Int 1998; 54:1117-1127.

160. SINGER K., BORNSTEIN F.P.and WILE S.A.,
Thrombotic thrombocytopenic purpura. Hemorrhagic diathesis with generalized platelet thromboses.
Blood 1947; 2: 542-554.

161. SMALL G, WASTON AR, EVANTS JHC, GALLAGHER J.,
Hmolytic uremic syndrome: defining of the need for long-term follow up.
Clin Neprol 1999; 52: 352-6

162. SNYDER HW, MITTELMAN A., ORAL A., MESSERSCHMIDT GL, HENRY DH, KOREC S, et al.,
Treatment of cancer chemotherapy-associated thrornbolic thrombocytopenic purpura/hemolytic urémie syndrome by protein A imrnunoadsorption of plasma.
Cancer 1993; 71:1882-92.

163. SPIKA J.S. PARSONS J.E, NORDENBERG D. et al.,
Hemolitic uremic syndrome and diarrhoea associated with E. coli 0157: H7 in a day carecenter.J.
Pediatry 1986: 109-287.

164. STARATTA P., CANAVEUSE C., DOGLIANIM, and al.,
Hemolytic-uremic syndrome during recombinant α interferon treatment for hairy cell leukemia.
Renal Failure 993; 15: 559-561.

165. STUDT JD, KREMER HOVINGA JA, RADONIC R, et al.,
Familial acquired thrombotic thrombocytopenic purpura: ADAMTS-13 inhibitory autoantibodies in identical twins.
Blood. 2004;103:4195-4197.

166. SU C., BRANDT LT, ESCHERICHIA COLI O157:H7,
infection in humans,
Ann Intern Med 1995;123:698-714.

167. SUREYYA SAVASAN, SOON-KI LEE, DAVID GINSBURG, AND HAN-MOU TSAI.,
ADAMTS13 gene mutation in congenital thrombotic thrombocytopenic purpura with previously reported normal VWF cleaving protease activity.
Blood, 2003; 101: 4449-4451.

168. SYMMERS W.C.,
Thrombotic microangiopathic haemolytic anaemia (thrombotic microangiopathy).
Br Med J 1952; 2: 897-903.

169. TE LOO DM,MONNENS LA,VAN DER VELDEN TJ,VEERMER MA, PREYERS F,DEMACKER PN, et al.,
Binding and transfer of verotoxin by polymorphonuclear leukocytes in haemolytic uremic syndrome.
Blood 2000; 95: 396-402.

170. TESH VL, O'BRIEN AD.,
The pathogenic mechanisms of Shiga toxin and the Shiga like toxins.
Molecular Microbiol 1991; 5: 1817-22.

171. THOMPSON CE, DAMON LE, RIES ÇA, LINKER CA.,
Thrombotic microangiopathies in the 1980s: clinical features, response to treatment, and the impact of the human immunodeficiency virus épidémic.
Blood 1992;80:1890-5

172. TSAI A., MANNER C.E., RUDERSDORF T. and WU K.K.,
Quantitation of serum prostacyclin-binding in thrombotic thrombocytopenic purpura.
Thromb Res 1988; 51: 538-592.

173. TSAÏ HM.,
Physiologic cleavage of Von Willebrand factor by a plasma protease is dependant on its conformation and requires calcium ion.
Blood 1996; 87: 4235 -44.

174. TSAÏ HM, LIAN EC.,
Antibodies to Von Willebrand factor- cleaving protease in acute thrombotic thrombocytopenic purpura.
N Engl J Med 1998; 339: 1585-94.

175. TSAI H-M, RICE L, SAR DE R, CH W TW, MOAKE JL.,
Antibody inhibitors to Von Willebrand factor metalloproteinase and increased binding of Von Willebrand factor to platelets in ticlopidine-associated thrombotic thrombocyt penic purpura.
Ann Intern Med 2000; 132: 794-9.

176. VAN DER PLAS RM,SCHIPHORST ME,HUIZINGA EG,HENÉ RJ, VERDONCK LF, SIXMA JJ. et al.,
Von Willebrand factor pro-teolysis is deficient in classic,but not in bone marrow transplantation-associated,thrombotic thrombocytopenic purpura.
Blood 1999; 93: 798 -802.

177. VEYRADIER A., OBERT B., HOULLIER A., MEYER D., GIRMA JP.,
Spécific Von Willebrand factor-cleaving protease in thrombotic microangiopathies: a study of 111 cases.
Blood 2001; 98:1765-72.

178. VON VIGIER RO, SEIBEL K BIANCHETTI MG.,
Positive Coombs rest in Pneumococcus-associated hemolytic uremic syndrome: a review of the literature.
Nephron 1999; 82:183-4.

179. WADAL J.H, METZ I.R.,
Hemolytic uremie syndrome: report of two cases in adults.
Med. J. Aust 1966; 2: 139-141.

180. WALTERS MDS, LEVIN M., SMTTH C et al.,
Intravascular platelet activation in the hemolytic uremic syndrome.
Kidney Int 1988; 33: 107-115.

181. WELBORN J.L., EMRICK P. and M. ACEVEDO.,
Rapid improvement of thrombotic thrombocytopenic purpura with vincristine and plasmapheresis.
Am J Hematol 1990; 35: 18-21.

182. WONG P ITOH K, YOSHIDA S.,
Treatement of thrombotic thrombocytopenic purpura with intravenous gamma globulin.
N Engl J Med 1986; 314: 385-386.

183. WU DC, LIU JM, CHEN YM, et al.,
Mitomycin-C induced hemolytic syndrome: a case report and literature review Jpn J Clin Oncol, 1997; 27: 115-118.

184. ZHENG XL, KAUFMAN RM, GOODNOUGH LT, SADLER JE.,
Effect of plasma exchange on plasma ADAMTS13 metalloprotease activity, inhibitor level, and clinical outcome in patients with idiopathic and non-idiopathic thrombotic thrombocytopenic purpura.
Blood. 2004; 103: 4023-4049.

Plan

.

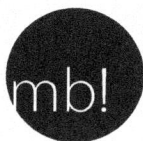

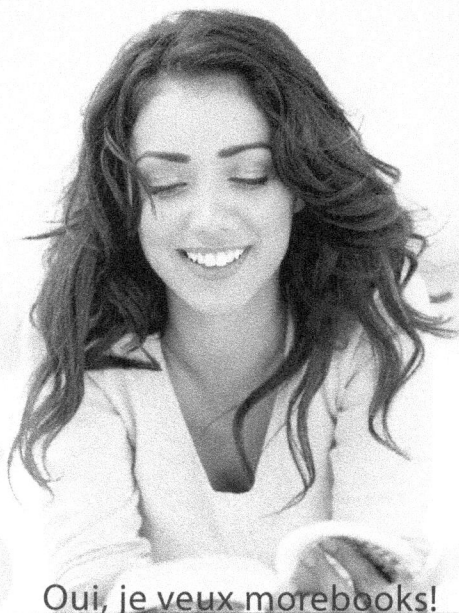

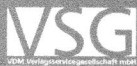

www.ingramcontent.com/pod-product-compliance
Lightning Source LLC
Chambersburg PA
CBHW021120210326
41598CB00017B/1524